Marianne Weiss

Sugaring

Orientalische Haarentfernung
mit Zuckerpaste

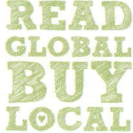

ISBN 978-3-99025-244-4
© 2016 Freya Verlag GmbH
Alle Rechte vorbehalten
A-4020 Linz
www.freya.at

Layout: freya_art, Daniela Waser
Lektorat: Dorothea Forster

Fotos: Riad Black, Zürich
Models: Nadine Neufeld-Meyer, Rahel Sternberg, Annina Machaz, Danusha Kuchtova
Make-up Artists: Twen D. Vari, Alessandra Vacirca
Mezze: Maison Blunt, Zürich
Locations: Istanbul und OrientalSugaring, Zürich
Foto S. 73: Roger Spiess, Model: Rahel Sternberg; Foto S. 148: Monisha
Coverbild: Amanda Nikolic, Model: Nadine Neufeld-Meyer
Ornamente © Shutterstock: klerik78, Stock-Smart-Start

printed in EU

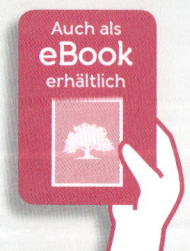

Auch als
eBook
erhältlich

Marianne Weiss

SUGARING

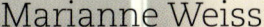

Orientalische Haarentfernung
mit Zuckerpaste

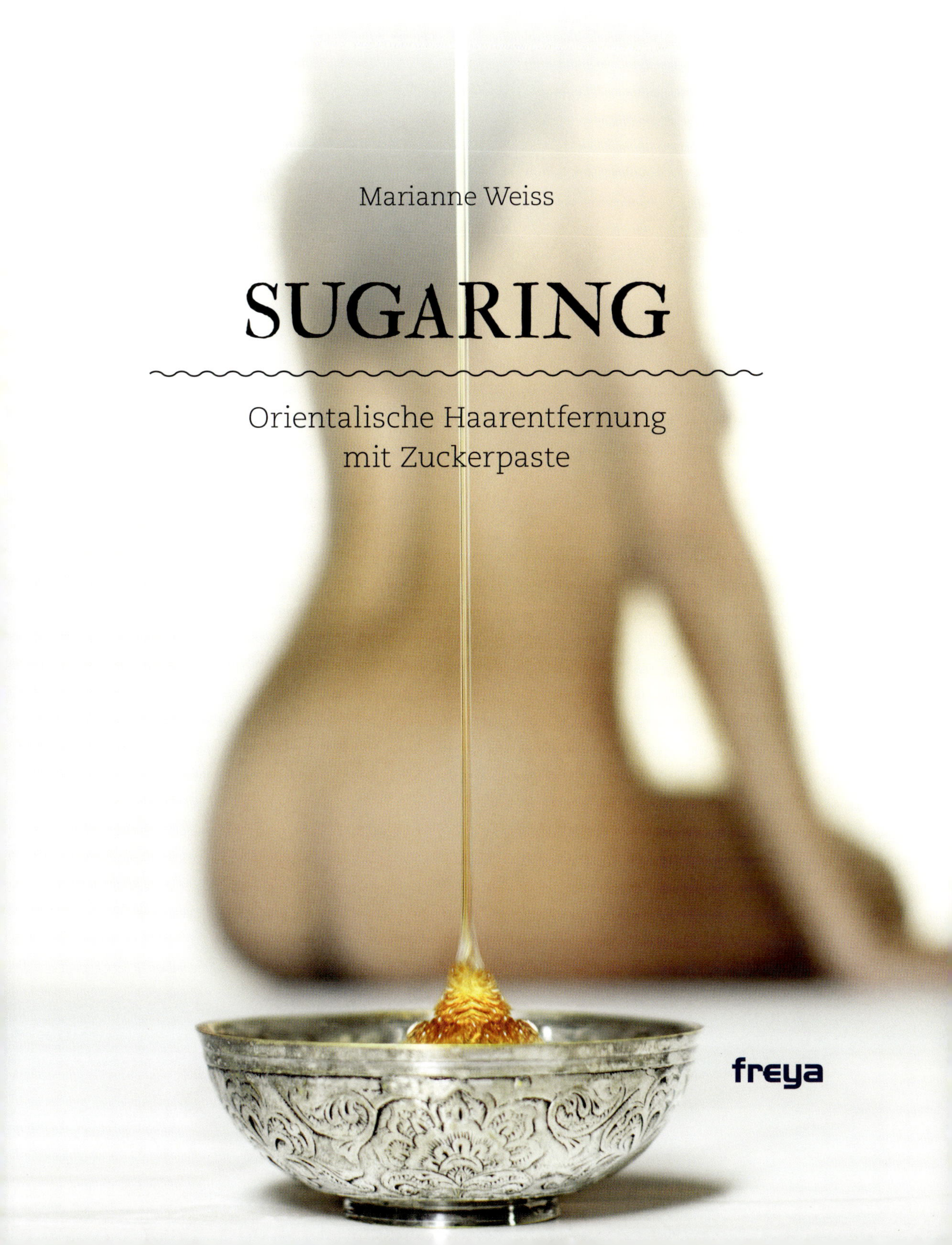

freya

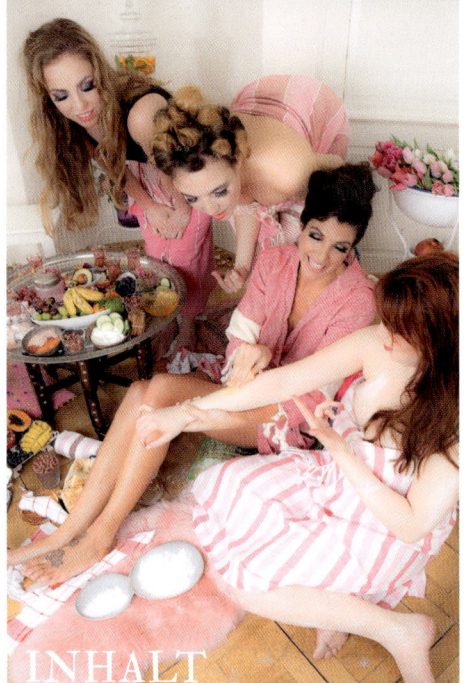

INHALT

Was ist Sugaring?
17

Woher kommt Sugaring?
35

Vor dem Sugaring
57

Zuckerpaste herstellen
95

Die Epilation mit Zuckerpaste
111

Während dem Sugaring
136

Nach dem Sugaring
143

Nachwort
148

Danke
155

VORWORT

Die mystischen Klänge, Düfte, Farben und Geschichten des Orients führten mich zu diesem zuckersüßen Ritual der orientalischen Haarentfernung mit Zuckerpaste – zum Sugaring.

Sich mit einfachen Mitteln zu pflegen und verschönern hat eine lange Tradition und wurde seit Generationen in allen Regionen und Kulturen weitergegeben. Inzwischen haben wir uns schon etwas davon entfernt und lassen unbekannte Rezepturen von großen Konzernen herstellen. Was für uns heute ein neuer und bewusst gewählter Luxus ist, war für unsere vorindustriellen Schwestern die einzige Möglichkeit der Körperpflege. Dieser rote Faden zieht eine süße Spur bis ins heutige Zürich.

Was ich in über acht Jahren fast täglichen Zuckerns, Tüftelns nach dem perfekten Zuckerpastenrezept, leidenschaftlicher Liebe zum Orient und Wertschätzung der unterschiedlichsten Lebensweisen gelernt, gesehen, gehört und herausgefunden habe, möchte ich dir auf diesen Seiten vermitteln.
In deine Hände soll das Basiswissen zur orientalischen Schönheitspflege rund um die neue alte Haarentfernung des Sugarings gelegt werden. Runtergekocht auf die konzentrierte Essenz. Voilà! Es ist serviert.

Durch diese Lektüre wirst du deine eigene Zuckerpaste kochen, mit deinen Freundinnen orientalische Schönheitsrituale zelebrieren, dich selbst zuckern und dein Sugaring-Erlebnis mehr genießen können.

Und vorweg noch etwas für alle mit den oft geäußerten Bedenken, ich nähme den Sugaring-Geschäften die Kunden weg: Nur weil es Kochbücher gibt, werden nicht gleich alle Restaurants geschlossen. Oder nur weil es Restaurants gibt, werden nicht gleich alle Kochherde in den Privathaushalten verboten. Nicht wahr? Selber machen und nach draußen gehen ergänzen und befruchten sich wunderbar. Jede, wie sie will.

Versüße dein Leben!

May you walk in beauty …

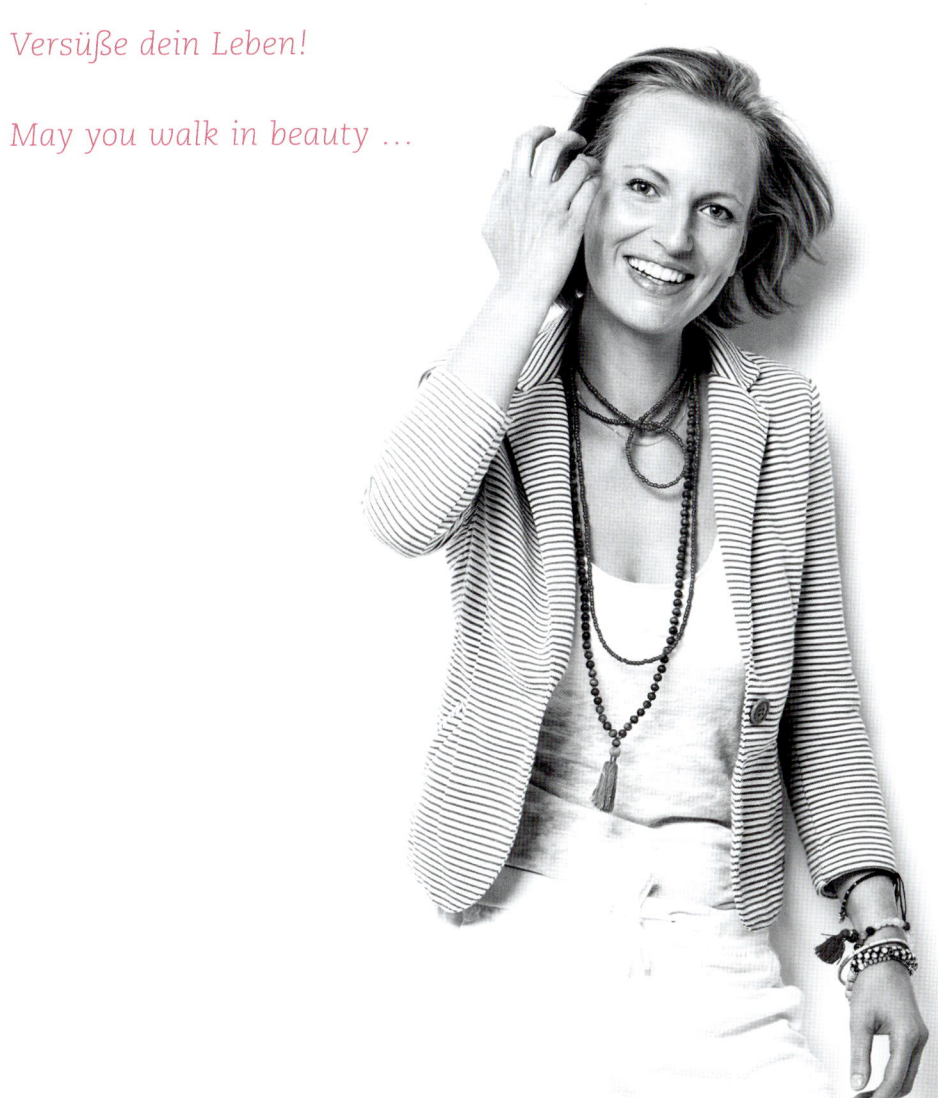

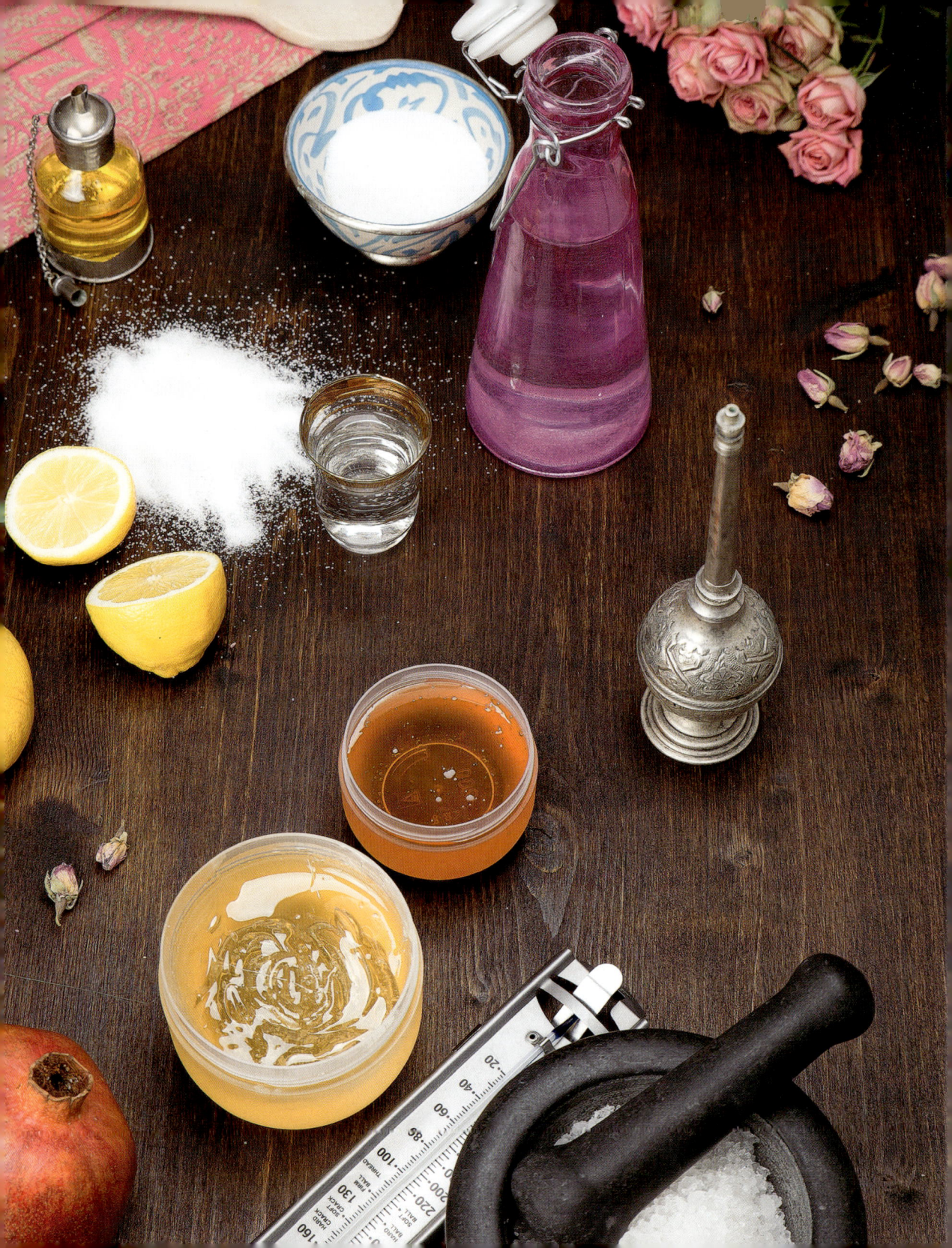

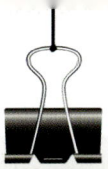
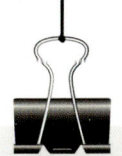

ANLEITUNG
ZU DIESEM BUCH

Dieses Buch ist so aufgebaut, dass du, von vorne nach hinten gelesen, langsam und gründlich an das Sugaring herangeführt wirst. Du erfährst zuerst, was es überhaupt auf sich hat mit dieser süßen Kosmetik. Wir kratzen im vorderen Teil etwas an der Oberfläche, um dann tiefer auf die erwähnten Themen einzugehen.

Du kannst dieses Praxisbuch genauso als Nachschlagewerk benutzen, von Thema zu Thema springen, deine Experimente und Erfahrungen notieren und daraus so richtig „dein" Buch machen. Steig einfach da ein, wo du gerade stehst und woran du in diesem Moment Interesse hast. Baue eins nach dem anderen in deinen Alltag ein und versuche jeden Monat von neuem das orientalische Peeling, die Hamambesuche, das SelfSugaring... und lasse auch deine Kosmetikprodukte immer reiner werden.

Und vielleicht willst du ja sogar weiterlesen, im Anhang findest du einige Buchempfehlungen zu Themen, die für mich sehr zum Sugaring gehören.

Und nun wünsche ich dir viel Freude beim Eintauchen in meine süße Welt!

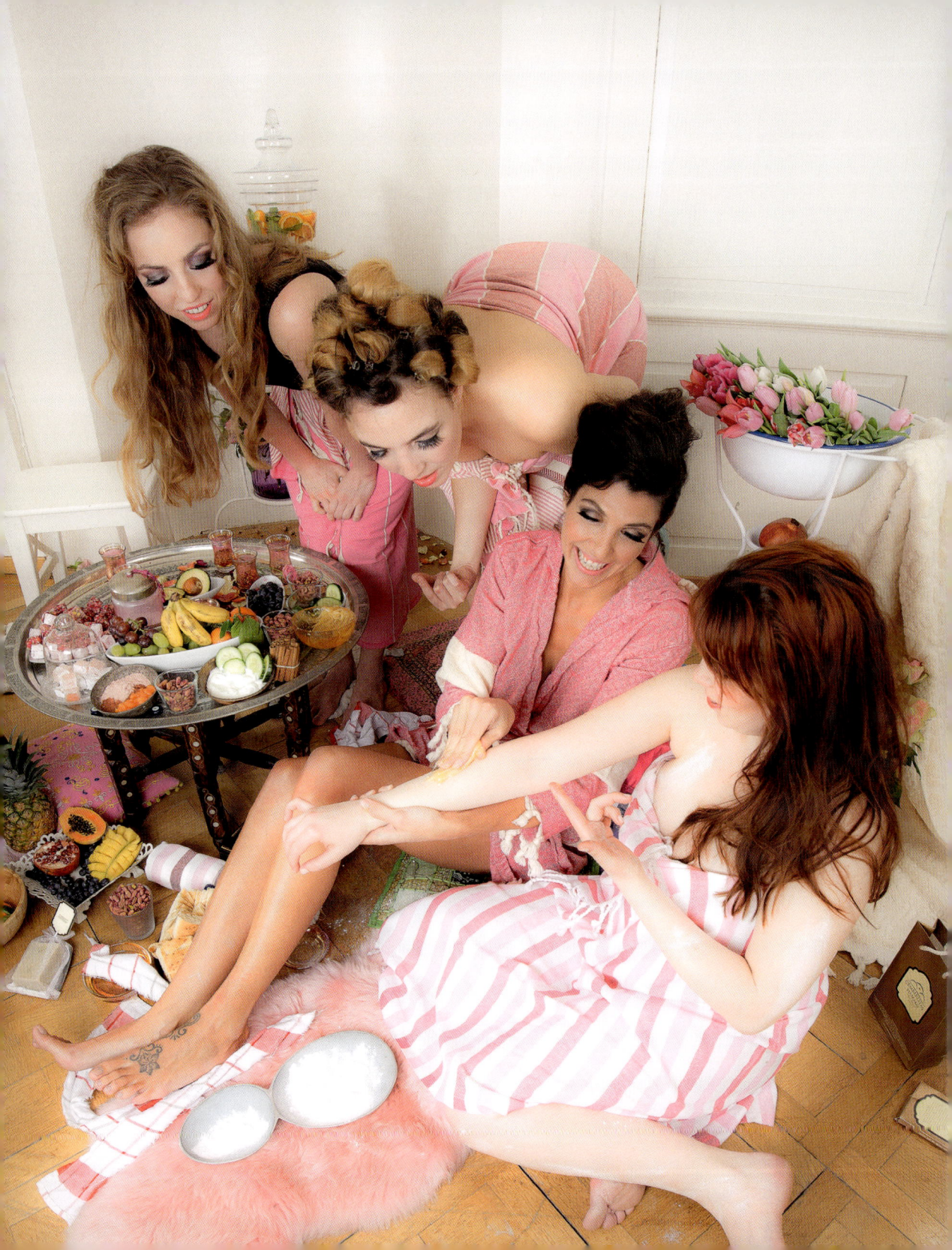

SUGARING-STATEMENTS

Im ganzen Buch verteilt findest du Sugaring-Statements. Stimmen von Liebhabern der orientalischen Haarentfernungskunst. Entdecke dadurch die vielseitigen Facetten des Sugarings und tauche ein in eine praktizierte Welt der Mystik und Einfachheit.

Ich starte hier auch gleich mit meinem Statement, so lernst du die Schreiberin etwas kennen.

Marianne

Die Seele des Zuckerns – MEIN Sugaring-Statement
Da sitze ich nun und leide. Leide an meinem Buch.
Leide an meinen Ansprüchen.
Durchdrehen und aufgeben, damit der Druck nachlässt?
Verlockend, aber keine Option.
Catja bringt mich zurück zu meiner Mission. Auf meinen pinken Faden. Was war der Ursprung des Buchprojekts?
Wissen weitergeben. Weibliche Kosmetik in die Hände der Frauen zurücklegen. Die Vision des Topfes mit köchelnder Zuckermasse auf jedem Herd. Meine Vorstellung der modernen, selbst bestimmten Frau. Die sich nichts aufschwatzen lässt, klar denkt, selber entscheidet und hinter die Fassade und über den Zaun blickt. Sich keine unsinnigen Einschränkungen auferlegen lässt. Zuckern als Medium. Als Lockstoff für Begegnungen, neue Bekanntschaften, für einen Reichtum an Welten.
Der Kellner bringt das bestellte Glas Kefirwasser. Es ist riesig – und pink. Und die Freude kommt zurück!

Leave room for magic!
Das Zuckern …
… hat mir mein Überleben mit meiner Tochter ermöglicht.
… hat mich das Unternehmertum gelehrt.
… hat mir so viele Menschen angespült.
… hat mir Horizonte eröffnet.
… Geschichten geschenkt.
… ist mir Lebensmittelpunkt geworden.
… ist eine klebrige Liebe.
… ist unendlich ausbaubar.
… ist süß.
… ist nicht ohne …

Wie sehr geht es wirklich nur um das Zuckern
als Weg zu einer glatten und haarlosen Haut?
Es ist natürlich ein sehr wichtiger Teil dieser orientalischen
Haarentfernungsmethode. Und das Ergebnis ist unübertreffbar.
Doch das Zuckern beinhaltet viel mehr. Unsagbar mehr. Nicht in
Worte zu fassen und doch schreibe ich dieses Buch für uns.
Eine archaische Enthaarungstechnik, deren Ursprünge sich in
den Wirren der Zeit verlieren. „Und es verhebet immer no",
nach so vielen hundert Jahren.
I'm in love with sugaring.

Marianne, 36, Depiladora, Aeugst, CH

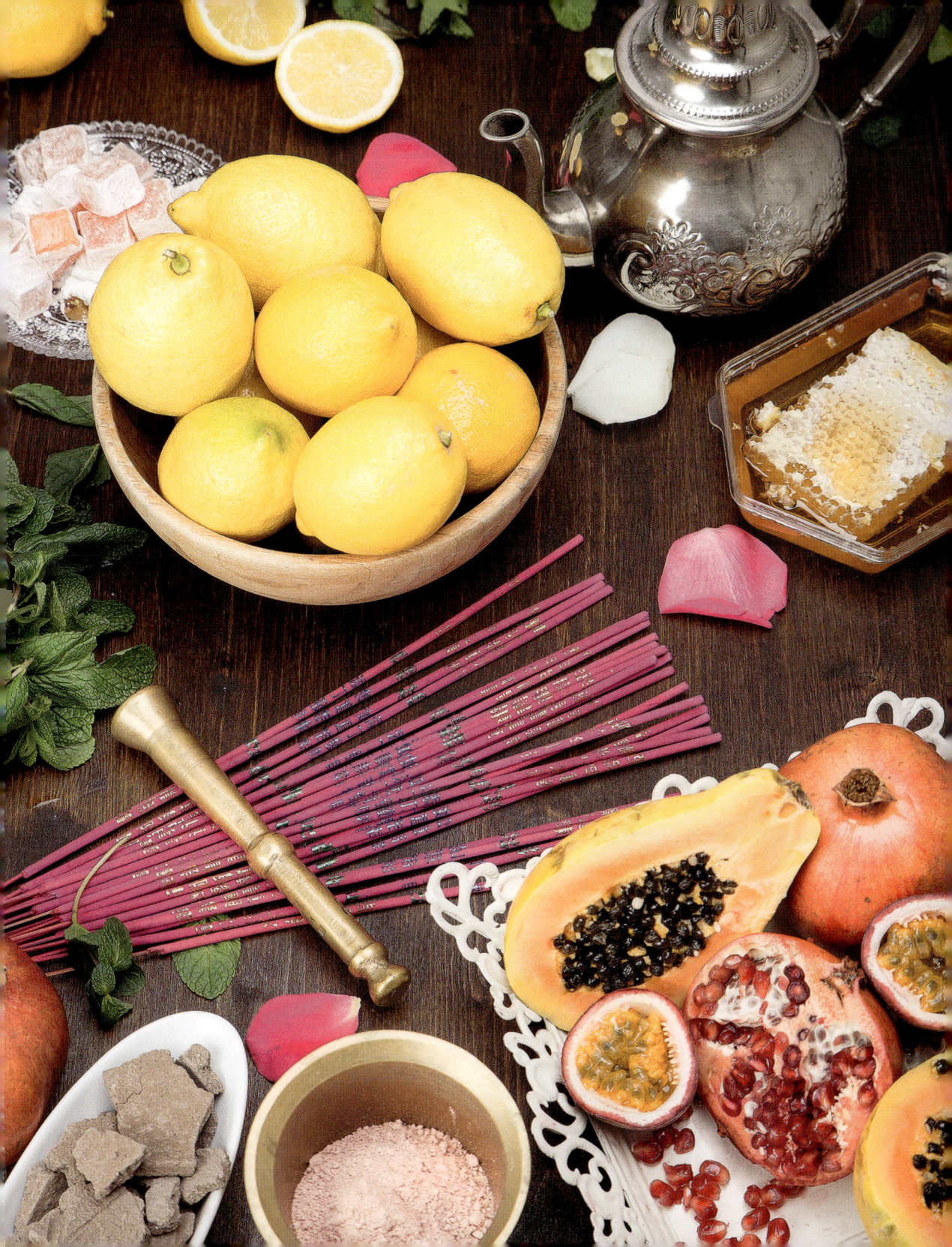

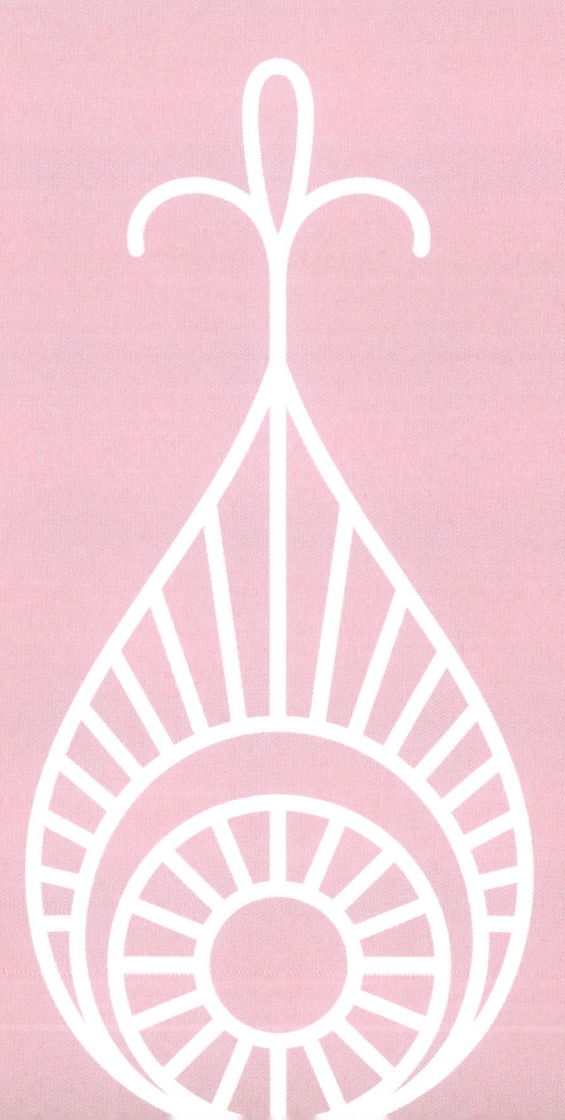

Was ist Sugaring?

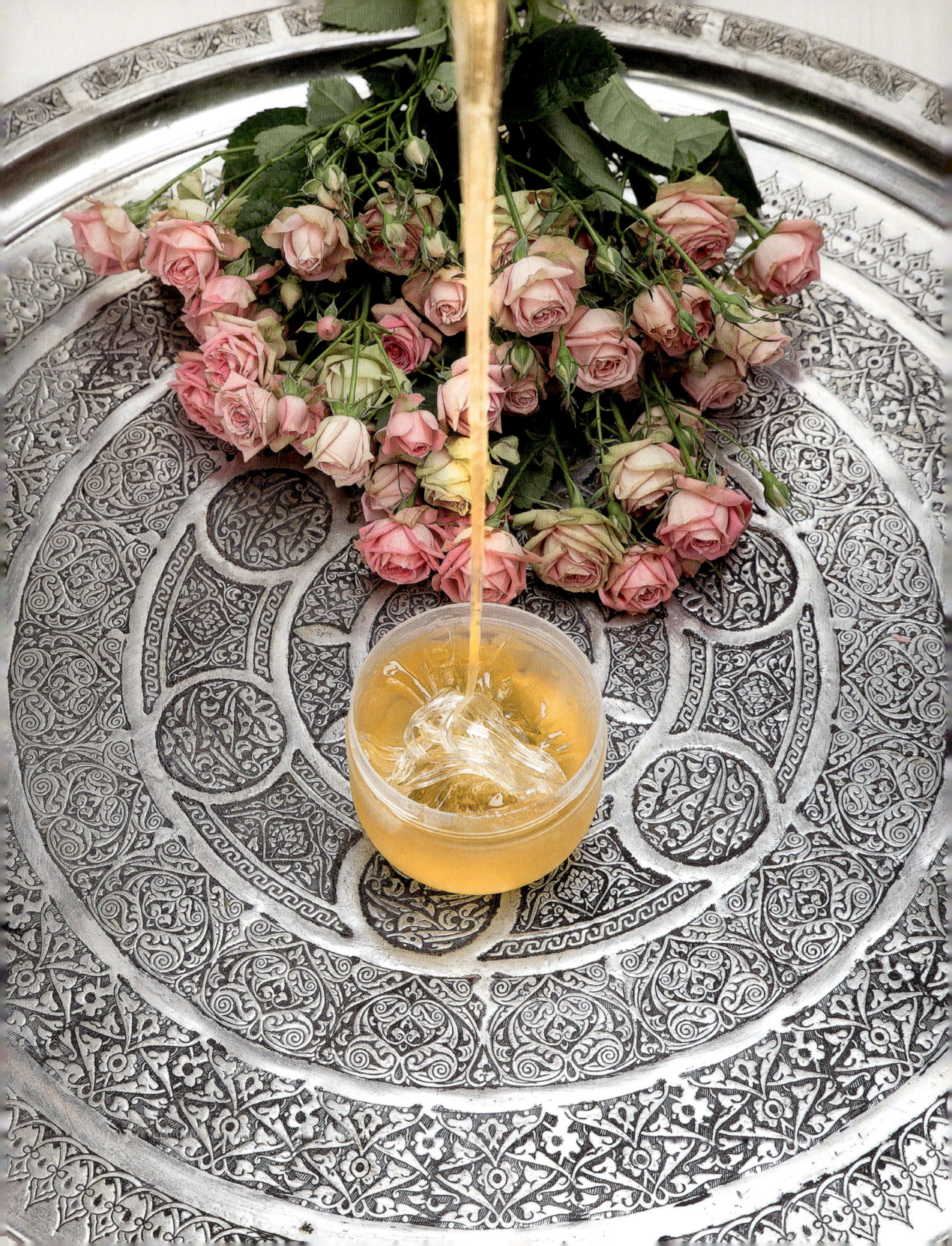

WAS IST SUGARING?

Goldenes Karamell. Süßes Schönheitsmittel mit natürlichen Ingredienzien. Orientalisches Kunsthandwerk aus 1001 Nacht. Rituelle Kosmetik. Ein Trend. Eine Tradition. Orient trifft Okzident. Zarte Haut.

Kim

„Dieser Moment, wenn man die Augen öffnet und denkt: Diesen Luxus will ich. Das darf nicht Ausnahme bleiben. So habe ich mich gefühlt nach dem ersten Mal Zuckern, vor mehr als sieben Jahren. Seitdem lebe ich mein Luxusleben konsequent in allen Bereichen und ohne schlechtes Gewissen. Wer denkt, das sei finanziell ein Desaster, dem kann ich versichern, dass ein bisschen Zucker aus der Zuckerdose und ein Spritzer Zitronensaft für's Erste völlig ausreichen, um sich wie eine Königin zu fühlen."

Kim, 31, Mathematikerin, New York/CH

Das immer beliebter werdende Sugaring findet sich auch unter den Begriffen Sugar Waxing, Body Sugaring, Halawa, Ağda, Persian Waxing, Zuckerpasten-Haarentfernung, Sukkar, orientalische Haarentfernung, Moum und wurde ursprünglich in Ländern wie der Türkei, dem Libanon, Persien, Tunesien und Ägypten praktiziert.

Doch auch aus Indien, Indonesien, Armenien, Syrien, Brasilien und dem Balkan höre ich Enthaarungsgeschichten mit Zuckermasse. Selbst in Thailand wurde ich einst mit einer klebrigen

Paste und Stoffstreifen enthaart, was durch die Wasserlöslichkeit der Paste auf ein Sugaring schließen lassen könnte.

Die Zuckerpaste, welche für das Sugaring gebraucht wird, besteht aus drei einfachen Grundzutaten, welche in jeder Küche zu finden sind: Zucker, Zitronensaft und Wasser. Daraus wird ein dickes, zähes Karamell gekocht. Farblich dem süßen Bienenhonig nahe, erinnert es in der Viskosität an Kaugummi oder die Slimes aus den 90er-Jahren. Je nach Anwendung ist eine unterschiedliche Konsistenz empfehlenswert.

Am beliebtesten ist die ursprüngliche Handtechnik (Flicking), die nichts als die Hände, die Zuckerpaste und die Haare braucht. Sie ist nicht ganz so schnell zu beherrschen wie die einfachere Vliestechnik, dafür ist man umso flinker, wenn die Handbewegung einmal sitzt.

Madeleine

Zuckern oder Sugaring ist nicht nur eine überzeugende Art, lästige Haare loszuwerden; nein, für mich ist es auch zu einem Ritual und Lebensgefühl geworden. Voraussetzung dafür sind allerdings ein großes Vertrauen und Sympathie zur „Zuckerfrau".
Madeleine, 61, Produktionsassistenz, Zürich, Schweizerin

Die körperwarme, weich bleibende Zuckermasse wird beim Flicking mittels Fingern direkt auf die zu enthaarende Körperstelle aufgetragen, dreimal herzhaft aufgestrichen, blitzschnell parallel zur Haut wieder abgezogen und kann mehrmals an derselben Körperpartie wiederholt werden.

Das Sugaring mit der Handtechnik wirkt besonders gründlich, da die dicke Zuckermasse das zu entfernende Haar gänzlich umschließt.

Die Zuckerpaste kann aber auch, hauchdünn aufgetragen, mit Stoff- oder Vliesstreifen abgezogen werden. Ich gehe später im Buch genauer auf die beiden Möglichkeiten ein und erkläre, wie du sie anwendest.

Mona

Na, sooo groß wird der Unterschied zum Waxing wohl nicht sein, dachte ich vor meinem ersten Sugaring. Welche Überraschung! Das war vor mehr als 10 Jahren und seitdem gibt es für mich keine Alternative mehr. Die rein natürlichen Inhaltsstoffe schonen meine empfindliche Haut und durch den feinen Nachwuchs ist es auch kein Desaster, wenn ich mal einen Termin auslasse.

Mona Zuckermaus, 52, Visagistin, Zürich

Die rein natürlichen Inhaltsstoffe pflegen die Haut und peelen sie leicht. Nach einem gelungenen Sugaring ist die Haut weich, glatt und mehrere Wochen haarlos.

Auch im Fall von Besenreisern und Krampfadern sind beim Sugaring keine Bedenken angebracht und auf die Psoriasis-Haut (Schuppenflechte) hat die Zuckermasse sogar eine heilsame Wirkung.

Der Satz aus der Naturkosmetik: „Tu nichts auf die Haut, was du nicht auch essen würdest" funktioniert bei der Masse aus Zitronensaft, Zucker und Wasser hervorragend. Ein klebrig süßes Vergnügen ist diese Leckerei.

Und ja, es schmerzt … immer weniger mit der Zeit.

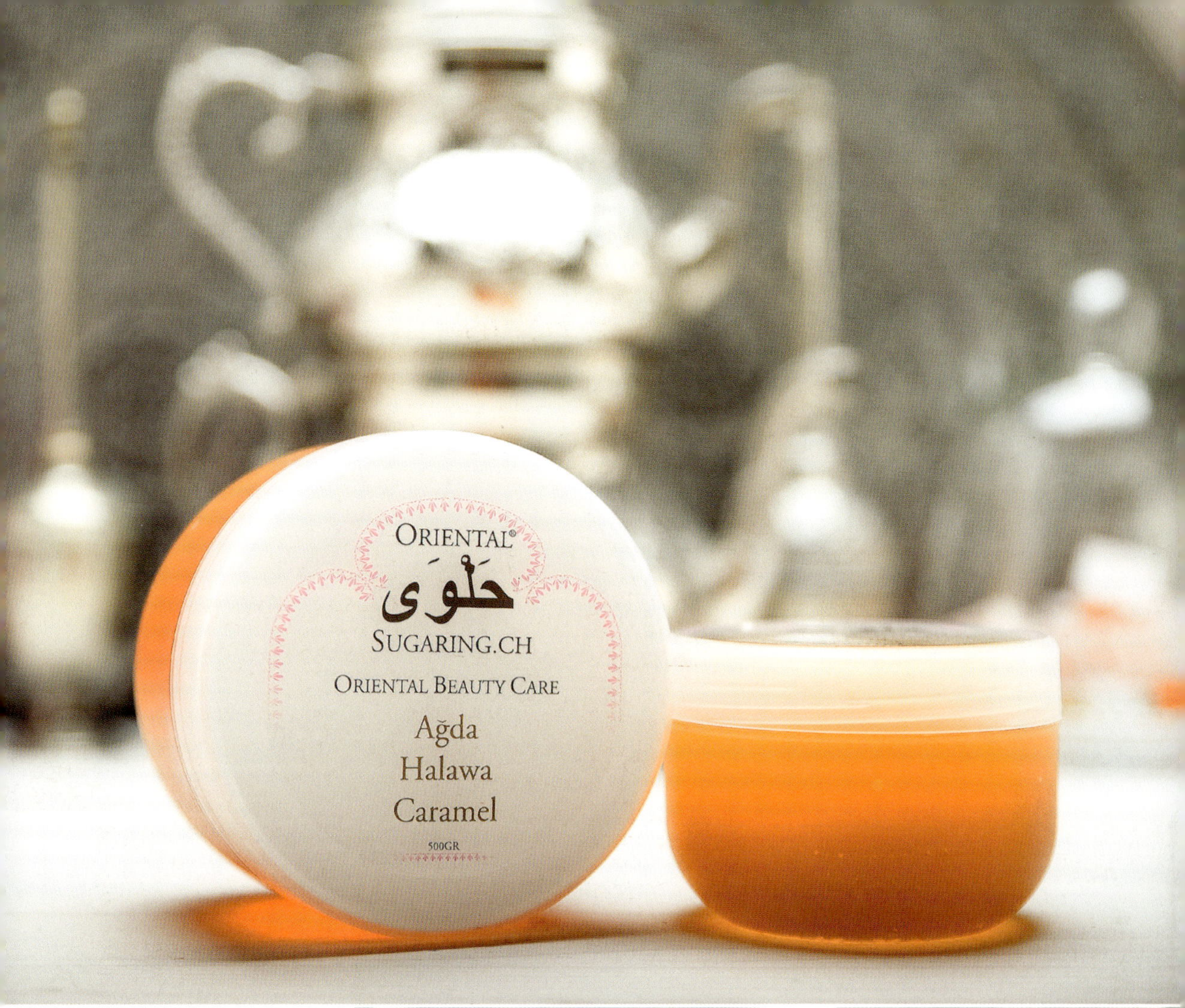

ORIENTAL

حَلْوَى

SUGARING.CH

ORIENTAL BEAUTY CARE

Ağda
Halawa
Caramel

500GR

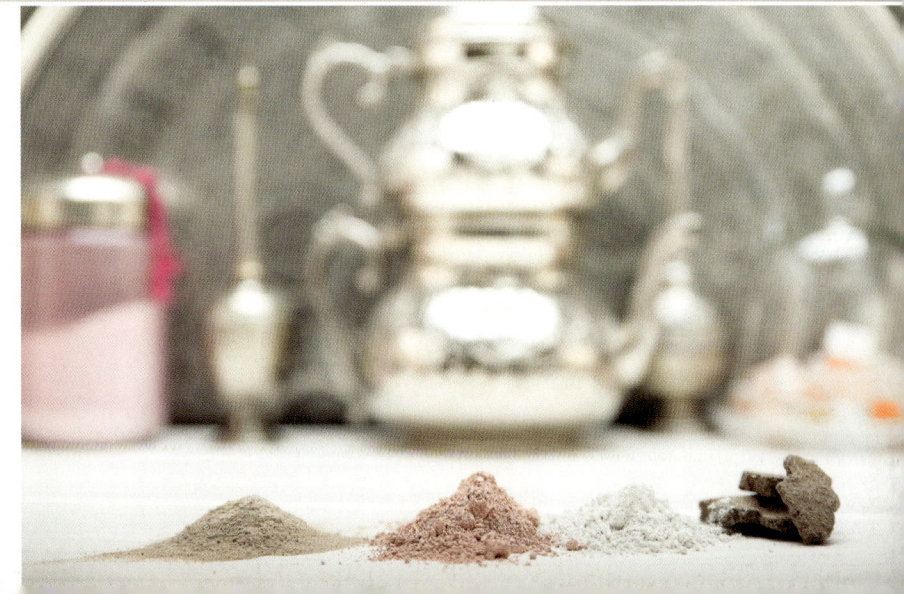

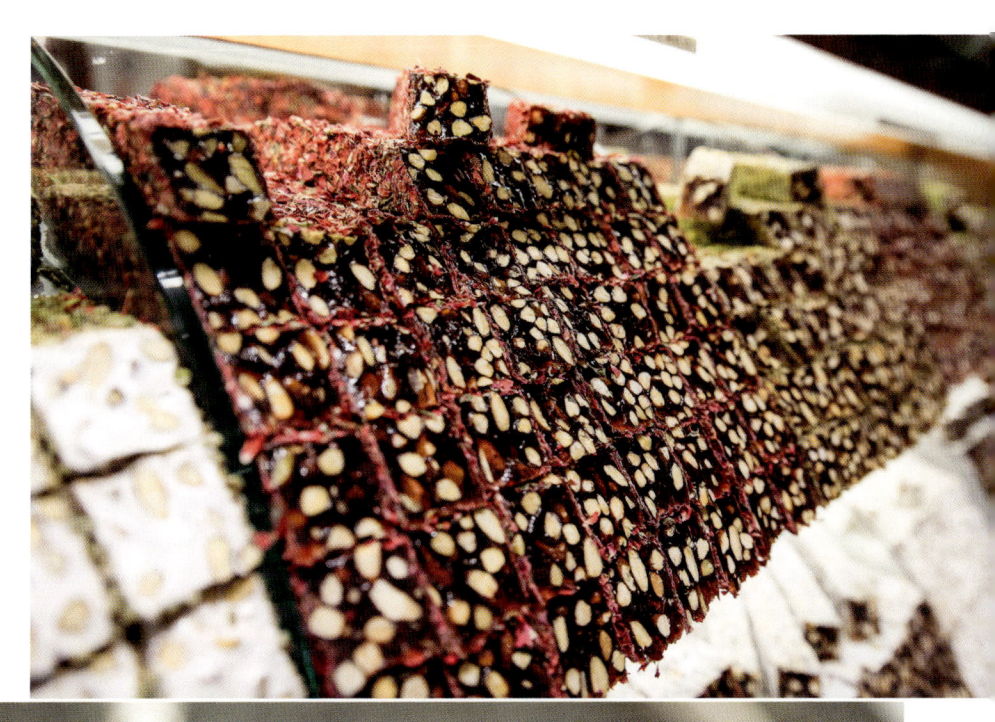

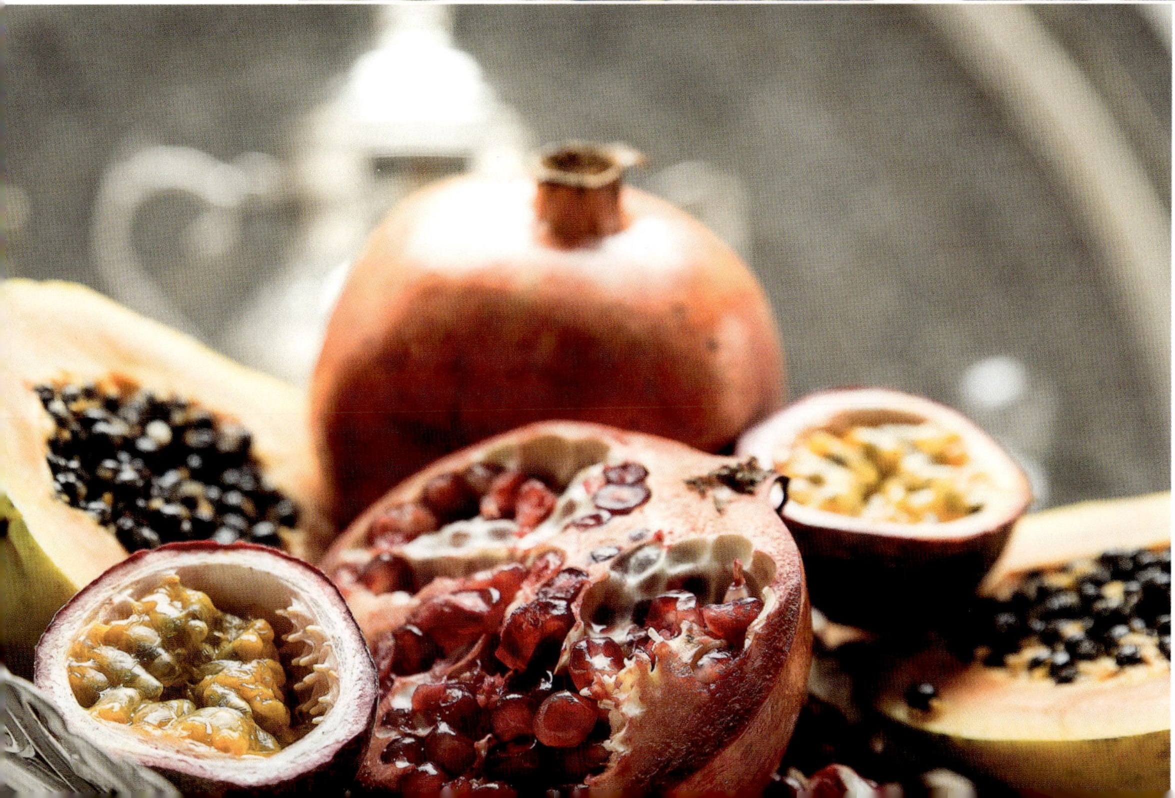

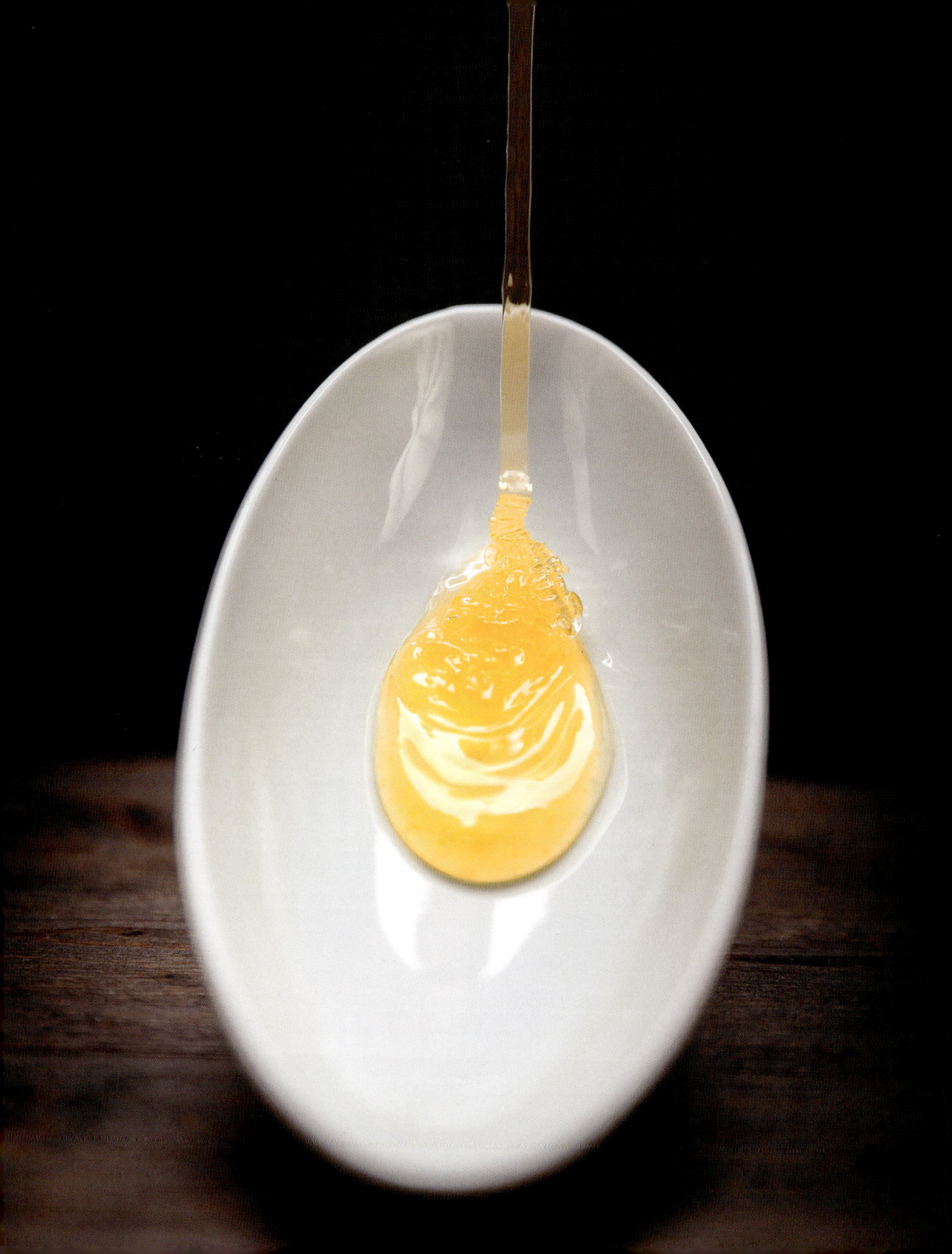

WENN DU ZUCKERST, DANN ...

Pfirsich oder Kaktus, wie soll sich deine Haut anfühlen? Entscheide dich! Mische nicht! Genieße den orientalischen Lifestyle! Hole das Beste aus dem Sugaring raus! Tue wenig, aber das richtig und verwöhne deine Haut!

René

„Rasieren im Gesicht reicht." Diese Erkenntnis bewegte mich dazu, im Internet nach erträglichen Alternativen für die anderen Körperhaare zu suchen. Selber Hand anlegen kam für mich nicht in Frage, so suchte ich eine Alternative, die möglichst wenig Schmerz erzeugt und deren Resultat lange anhält. Sugaring ist für mich die beste Lösung. Seit einigen Jahren lasse ich mich regelmäßig zuckern und freue mich immer wieder über das gepflegte Ergebnis.

René, Versicherungskaufmann, 48, Zürich

Wenn du neu zu Sugaring wechselst, musst du einige Dinge darüber wissen. Du solltest vor allem die Seele des Sugarings spüren, dich richtig darauf einlassen. Vielleicht tust du es auch schon länger und hast dich niemals gründlich damit beschäftigt? Hier kommen die Tipps für dein optimales Ergebnis:

- Rasiere nicht zwischen den Sugarings, entscheide dich ganz für die Rasur oder ganz für das Sugaring!
- Benutze an der zu enthaarenden Körperstelle eine Woche vor und nach dem Sugaring nur rein pflanzliche Produkte!
- Peele regelmäßig nach orientalischer Art. Wie das geht? Blättere zum Kapitel „Peeling"!

- Nachhaltig wirkt das Sugaring, wenn du es über Monate ausschließlich und regelmäßig anwendest. Über die Monate und Jahre der Anwendung werden deine Haare weniger und feiner. Die Haarwurzeln werden geschwächt, die Haare sitzen nicht mehr so fest, das Sugaring funktioniert schneller, einfacher, schmerzärmer und du erreichst ein immer besseres Ergebnis.
- Empfehlenswert ist ein 3–6-Wochen-Rhythmus.

Madeleine

Sugaring ist für mich das einzig Wahre. Seit ich mich vor über einem Jahrzehnt zum ersten Mal von Marianne habe zuckern lassen, fasste ich den Rasierer kaum je wieder an. Und es hat sich gelohnt. Wo an meinen Beinen früher noch viele dicke Haare wuchsen, sind es heute deutlich weniger und vor allem sind sie viel viel feiner.

Madeleine, 29, Journalistin, Yogyakarta, Schweizerin

BRAZILIAN SUGARING

Als „Brazilian Waxing", aus „Sex and the City" bekannt, benennt es die intime Frisur unter der Gürtellinie. Namen wie Landing Strip, Hollywood, Triangle und so weiter deklarieren weitere Frisuren, welche auf die Menge der entfernten oder stehen gelassenen Haarpracht hinweisen. Diese Frisuren sagen nichts über die Methoden der Haarentfernung aus und können also rasiert oder gezuckert oder whatever sein.

Die Orientalinnen, so verhüllt sie je nach Kultur auch sein mögen, machen sich glatt im Schritt. Die Männer auch, doch nicht mit dem Zucker, sondern mit der männlicheren und schmerzfreieren Rasur. Rasiert und stoppelig schwärmen sie von ihren weich gezuckerten Frauen, die nun „sauber" sind, wie es gerne genannt wird.

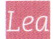

Ich gehe zum Sugaring, um mich verwöhnen zu lassen. Raus aus dem Alltag, rein in die Oase. Mich hinlegen, die Gedanken flattern lassen wie Schmetterlinge. Danach wieder zurück, gestärkt, mit einer wunderbaren Überraschung zwischen den Beinen, mit der ich meinem Freund genauso eine Freude machen kann wie mir selber, wenn ich mich morgens im Spiegel betrachte …

Lea, 27, Schauspielerin, Zürich, CH

Der Libanese meines Vertrauens sagt auf meine Frage, ob die Enthaarung denn etwas mit der Religion zu tun habe: „Nein, sicher nicht, egal welche Religion, wir alle müssen sauber sein." In der Schweiz ist die (komplette) Intimenthaarung erst seit etwa 15 Jahren zu sehen. Trend steigend, sagt der Gynäkologe, Trend zurückgehend, sagen die Medien.

Jede Bsuech bi dir isch ei Freud! Ich fühle mich nachem zuckere wie neu gebore und eifach nume guet! Befreit vo all dem Busch. What a Feeling!!! Für miini Muschi nume s'Bescht, nämli die bescht Zuckertante ever…

Sandra Käppeli, 32 Jahre, Key Account Manager, Unterägeri, CH

So manche fühlt sich sexyer, gepflegter und mehr Frau ohne Haar an ihrer geheimsten Stelle. Eine andere fühlt sich als Objekt, geprägt durch die pornografisierte Gesellschaft, und mehr als Mädchen denn als selbst bestimmte Frau und somit wohler mit einem Pelzchen.

Ob die Haare noch hilfreich sind oder fehl am Platz, darüber wird kontrovers diskutiert.

In die intime Frisur können wir alles hineininterpretieren, was Zeitgeist, Trend, Feminismus, Mode, Psychologie, Philosophie und Politik so hergeben. Es lebe der Dogmatismus! Sugaring für den Weltfrieden.

Sarah

Die Entfernung der weiblichen Körperhaare ist seit den wilden 68-ern mal mehr, mal weniger umstritten – auch heute macht sich frau manchmal Gedanken, ob sie sich mit der glatten Haut unnötigerweise antiquierten patriarchischen Idealen unterordnet. Trotzdem, meine Haare wegzuzuckern hat für mich etwas mit Freiheit zu tun – und durchaus auch mit Emanzipation. Ich kann sozusagen gratis bei mir zuhause mit natürlichen Zutaten mein Material auf dem Herd selbst herstellen und mir die glatteste, gepflegteste und haarloseste Haut zaubern, die man sich vorstellen kann. Und Frauen, kennt ihr das Gefühl von Freiheit, zum Beispiel unter dem Nachthemd kein Höschen zu tragen? Sauber, glatt, gepflegt. Wieso sollten Feministinnen die süßeste Stelle an ihrem Körper zugedeckt lassen?

Sarah, 24 Jahre, Zürich, Sozialarbeiterin und Philosophiestudentin, zuckert selbst (und lässt sich zur Erholung oder für besondere Perfektion manchmal zuckern), Schweizerin

DAS ERSTE MAL

Sugaring ist echt sanft zur Haut und radikal zum Haar. Doch das erste Mal kann schon ziemlich ziepen, falls du bis dahin rasiert hast. Beherzige auf jeden Fall die Hinweise für die Zeit vor dem Sugaring! Für dein erstes Mal solltest du deine Haare mindestens 2 Wochen mit keiner Methode entfernt haben. Wenn du bis dahin mit Wachs epiliert hast, wählst du einfach deinen gewohnten Rhythmus oder orientierst dich an dem 3–6-Wochen-Abstand. Falls dein Pelzchen ein wahrer Busch geworden ist und du noch nie oder länger als sieben Wochen nichts an den Haaren gemacht hast, kürzt du mit einem Trimmer die Länge auf einen Zentimeter. Das Sugaring schmerzt dann weniger und geht einfacher und schneller.

Mach dich bereit, in ein neues Lebensgefühl zu erwachen!

Stephanie

Ich habe das Enthaaren mit Zucker erst vor Kurzem für mich entdeckt und liebe es. Vor dem ersten Mal war ich schon etwas nervös. Aber der kurze Schmerz ist bei dem tollen Ergebnis schnell vergessen. Die Haut wird streichelzart und bleibt so für Wochen. Nie mehr Stoppeln. Das finde ich einfach super! Bis jetzt lasse ich es gerne vom Profi machen. Alle paar Wochen einen Termin für meine Schönheit zu haben, das macht Freude.

Stephanie, 29, Innendekorateurin, Zürich

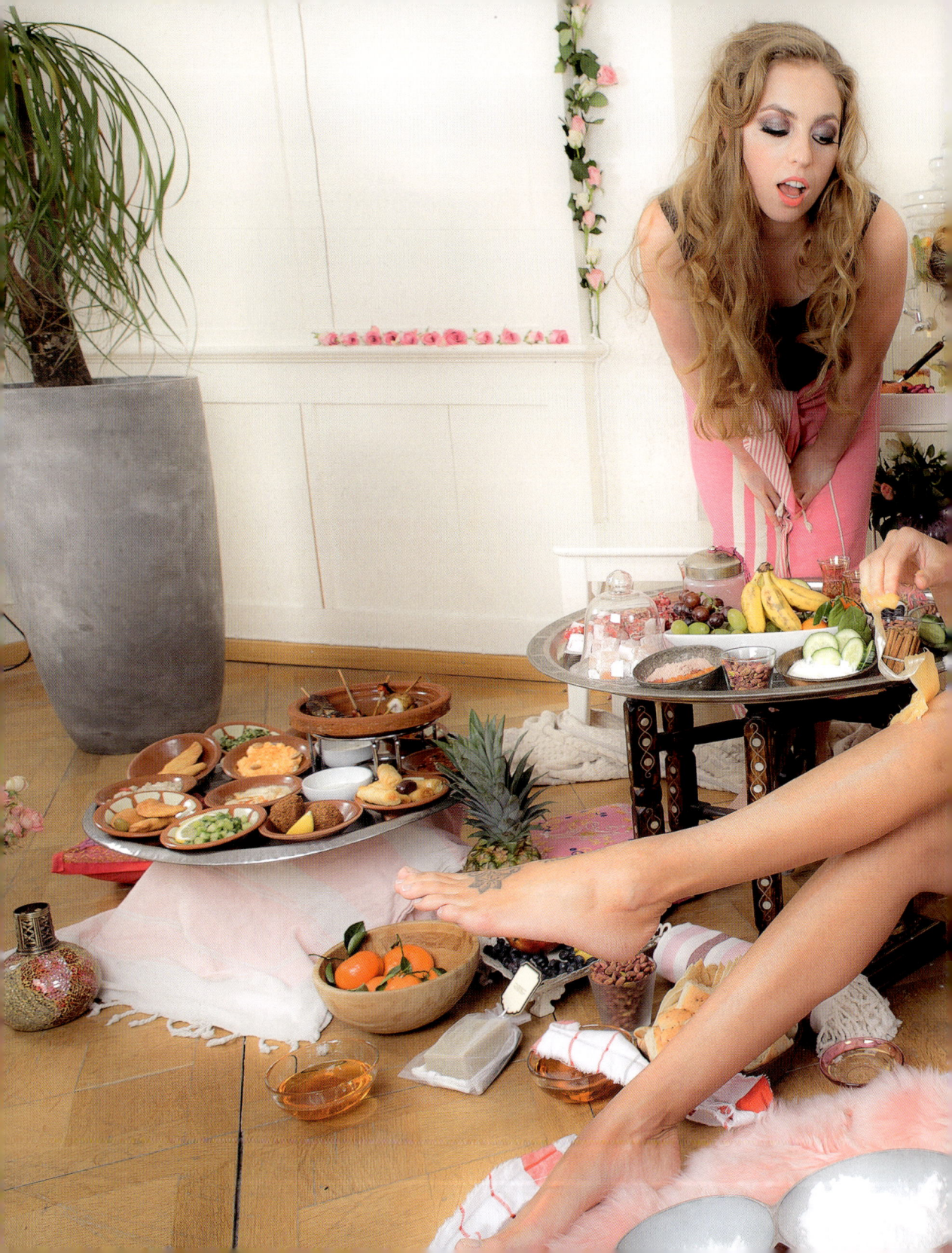

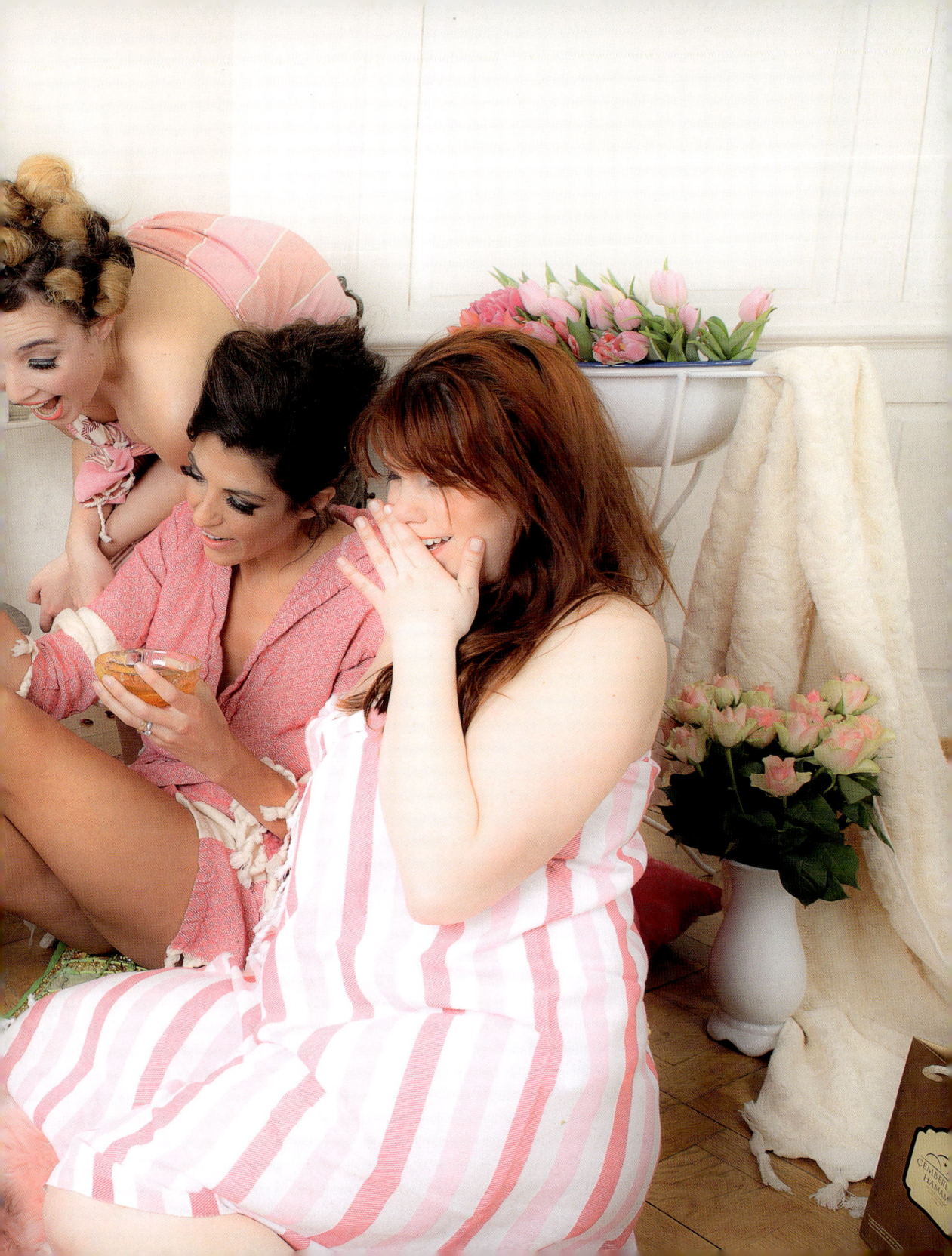

SÜSSE GELASSENHEIT

Ich empfinde es als wunderbar, meinen Körper total glatt zu wissen. Frisch enthaart beginnt ein neues Leben, ein neuer Zyklus. Alles Alte geht weg, gezuckert in einen frischen Lebensabschnitt.

Der Sugaring-Rhythmus gibt so eine Gelassenheit. Lass dich davon einfach mitschaukeln. Der Sugaring-Rhythmus gibt Gelassenheit. Lass dich von ihm mitschaukeln! Der natürliche Umgang mit der zarten Glattheit spendet Feude. Die wachsenden Haare und das Gefühl dafür, wann es wieder Zeit wird für das nächste Sugaring, versetzen in eine archaisch anmutende Stimmung. Wir genießen die Gezeiten und entfernen die unerwünschten Haare mit der grandiosen Zuckerpaste.

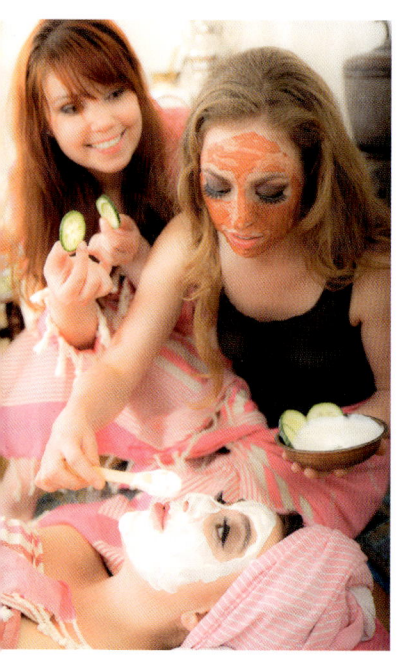

SCHÖNHEITSIDEALE

Diese elenden Schönheitsideale! Leider trifft es in jeder Epoche nur einige der Frauen, dass sie dem gerade vorherrschenden Bild entsprechen. Und alle anderen hatten halt Pech, falls sie darauf reinfallen und sich zeitlebens ein anderes Aussehen wünschen.

Mit der zelebrierten Schönheitspflege der orientalischen Haarentfernung rückt das Ritual mehr in den Vordergrund als das Nacheifern und Sich-von sich-selbst-Entfernen.

Tun wir uns stattdessen zusammen, kochen wir Zuckerpaste und Häppchen, mischen wir Rhassoul, Gurke, Yoghurt, Honig zu einer Gesichtsmaske und erzählen wir uns die neuesten Erlebnisse aus unseren wilden oder gezähmten Leben. Es wird danach keine mehr Dieselbe sein.

Deborah

*Ich halte wenig von langer Körperpflege.
Ich schminke mich nicht, hab noch nie meine Haare gefärbt
und Nägellackieren macht für mich so viel Sinn,
wie den Pneu meines Fahrrads anzumalen.
Doch rumzulaufen mit jungleartigen Auswüchsen
geht dann auch wieder nicht. Nach der perfekten
Haarentfernungsmethode habe ich zehn Jahre lang gesucht,
denn da sind meine Ansprüche sehr hoch.
Sugaring, es war wie Liebe auf den ersten Blick:
Der Sugar ist perfekt für meine sensible Haut, die Technik
ist natürlich und sehr billig. Das Resultat hält lange an
und was danach noch wächst, wird heller und feiner,
bei jedem Mal. Haare entfernen wurde zu einer
kleinen Zeremonie in der Küche, wobei Bad und Gang
mit dem großen Spiegel als Bühne dienen;
Pfanne, heißes Wasser, Stoffstreifen aus alten T-Shirts
und Waschlappen zu Requisiten und Stuhl und Tisch
zum Bühnenbild werden.
Abgerundet mit wohltuenden Spritzern von Mariannes
Rosenwasser, fühle ich mich samtig und frisch.
Ich zuckere seit Anfang 2014 selber und immer,
wenn ich neuen Zucker brauche, gehe ich bei Marianne
vorbei und lasse mich für einmal verwöhnen.*

Deborah, 25, Theaterpädagogin, Zürich, CH

Woher kommt Sugaring?

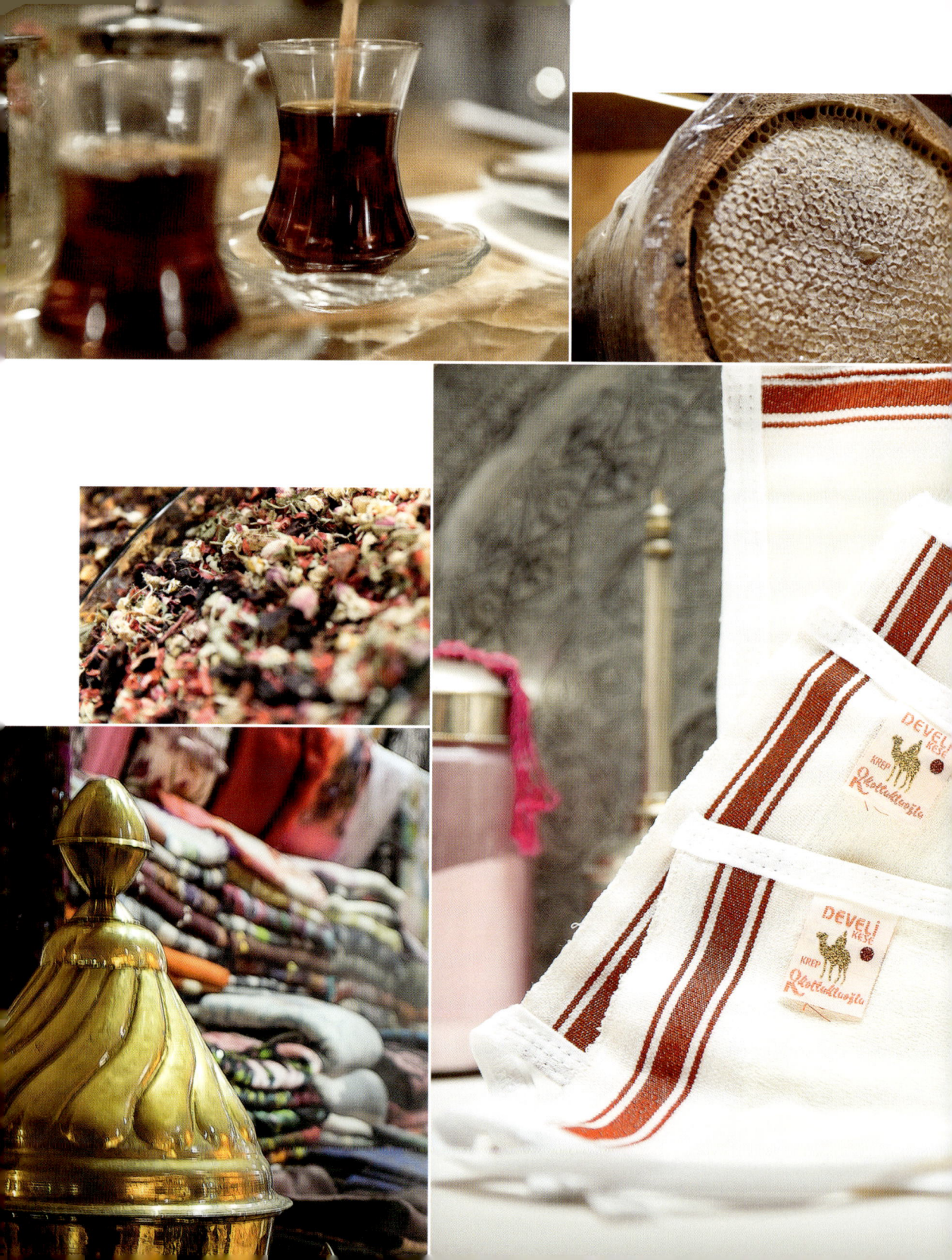

WOHER KOMMT SUGARING?

Uralte Hamams. Tratschende Haremsdamen. Bezaubernde Cleopatra. Vertraute Frauenrunden. Fröhliches Gelächter. Heißer Tee. Klebrige Süßigkeiten. Orientalische Prinzessin. Hochzeitsvorbereitung. Und Zuckerpaste.

Katrin

Ich verlasse Marianne immer mit einem strahlenden Lächeln und einem großartigen Körpergefühl.
Die schönen und spannenden Gespräche lenken sehr gut vom kleinen Schmerz ab. Das Ergebnis ist eine samtweiche Haut, die es ohne Zucker einfach nicht gibt.
Mit OrientalSugaring hat Marianne ein Stück wunderbare Frauenkultur in die Zürcher Altstadt geholt. Ich genieße meine Wellness-Besuche bei ihr immer sehr.
Katrin, 36, Tänzerin, Zürich, Deutsche

EIN GESCHENK DES ORIENTS AN DEN OKZIDENT

Um die orientalische Herkunft des Sugarings ranken sich viele Mythen. So hat im Morgenland die Haarentfernung mit Zuckerpaste eine lange Tradition. Heute ist das Sugaring für Frauen im Orient zusätzlich eine Einnahmequelle, aber vor allem ein geselliges Event. Es werden Hausbesuche gemacht. Mehrere Frauen treffen sich dann bei einer zu Hause oder im Hamam und es wird gezuckert, gegessen, erzählt und gelacht. Ein guter Grund, sich deswegen sogar alle zwei Wochen zu enthaaren, das Spektakel ist einfach zu amüsant, um es nur einmal im Monat zu genießen. Rauskommen aus dem Hamsterrad, weg von Herd und Kind – auch das ist Sugaring.

Catja

Sugaring bedeutet eine Stunde Auszeit, eine orientalische Insel mitten in Zürich, wundervolle Gespräche, herzhaftes Lachen, philosophische Lebensweisheiten, Zuckermasse-Massage, längst vertrauter Schmerz und einzigartig sanfte Haut …
Man soll dem Körper etwas Gutes tun, damit die Seele Lust hat, darin zu wohnen, sagte Winston Churchill.

Catja, 45, Kulturschaffende, Zürich, CH

Es wird erzählt, dass Sugaring die älteste Haarentfernungsmethode überhaupt ist und bereits bei den Ägyptern um 1900 v. Chr. angewendet wurde. Der haarlose Frauenkörper galt als Schönheitsideal und stand für Jugend und Unschuld. Hygiene und Sauberkeit waren außerdem wichtige Gründe, die Haare zu entfernen.

Die Herkunft des Sugarings ist eng verknüpft mit dem Anbau des Zuckerrohrs. Zucker als Rohstoff war bis ins 1. Jahrtausend n. Chr. auf Papua Neuguinea beschränkt, somit nimmt man an, dass Honig das erste Sugaring-Hilfsmittel war.

In der chinesischen Sprache wird für Zucker dasselbe Zeichen wie für Honig verwendet, somit könnte es sein, dass die Hinweise auf Honig sich auch auf Zucker beziehen.

WELTWEITES SUGARING

MAROKKO

In Marrakesch suche ich nach dem Sugaring, denke, am Ursprung des Zuckerns angekommen zu sein.

Unser dunkler Gastgeber lacht, erzählt von den Seinen, den „Saharian People". Die stehen auf Haare, ob bei Mann oder Frau. Sie hätten nicht viel Körperbehaarung und die, welche sie haben, finden sie anziehend. Ich frage nach Zucker, Halawa, der Süßigkeit für die Schönheit – und kann es kaum glauben … Er scheint nichts davon zu wissen und schaut mich fragend mit großen Augen an.

Immer noch in Marrakesch. Ich spaziere durch die engen Gassen der Medina, diese Gerüche, diese Farben, irgendwann verliere ich die Orientierung, doch es gibt immer einen Weg. Auf diese Weise entdecke ich Winkel von Marrakesch, die ich sonst niemals berührt hätte. Ich habe keine Ahnung, wo ich bin, und es ist herrlich.

Irgendwann spreche ich endlich den richtigen Mann an, er ist der Chauffeur für das gesuchte Riad, er bringt mich direkt hin und ich schmunzle, wie nah ich schon gewesen bin und was mir alles verborgen geblieben wäre auf dem direkten Weg.

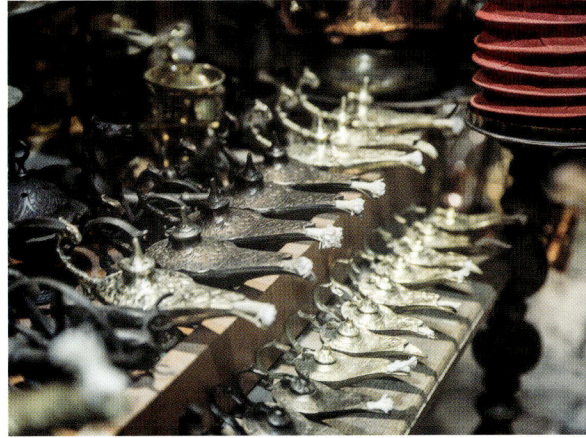

Giorgina bittet mich rein, obwohl sie heute eine große Gesellschaft in ihrem Haus erwartet. Ich darf mich alleine im ganzen Palast umschauen, doch zuerst wird uns von einer Angestellten hausgemachter Eistee serviert.

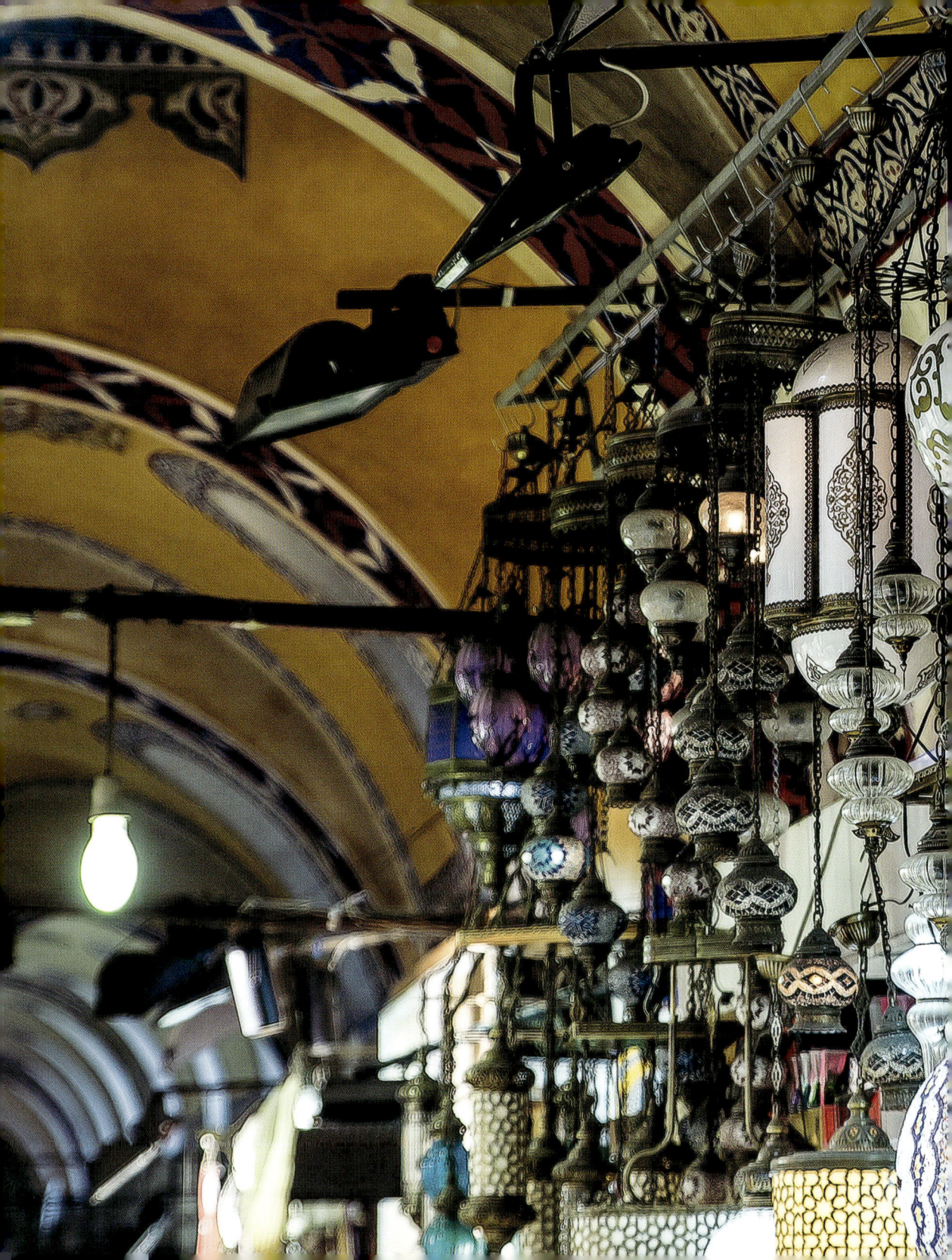

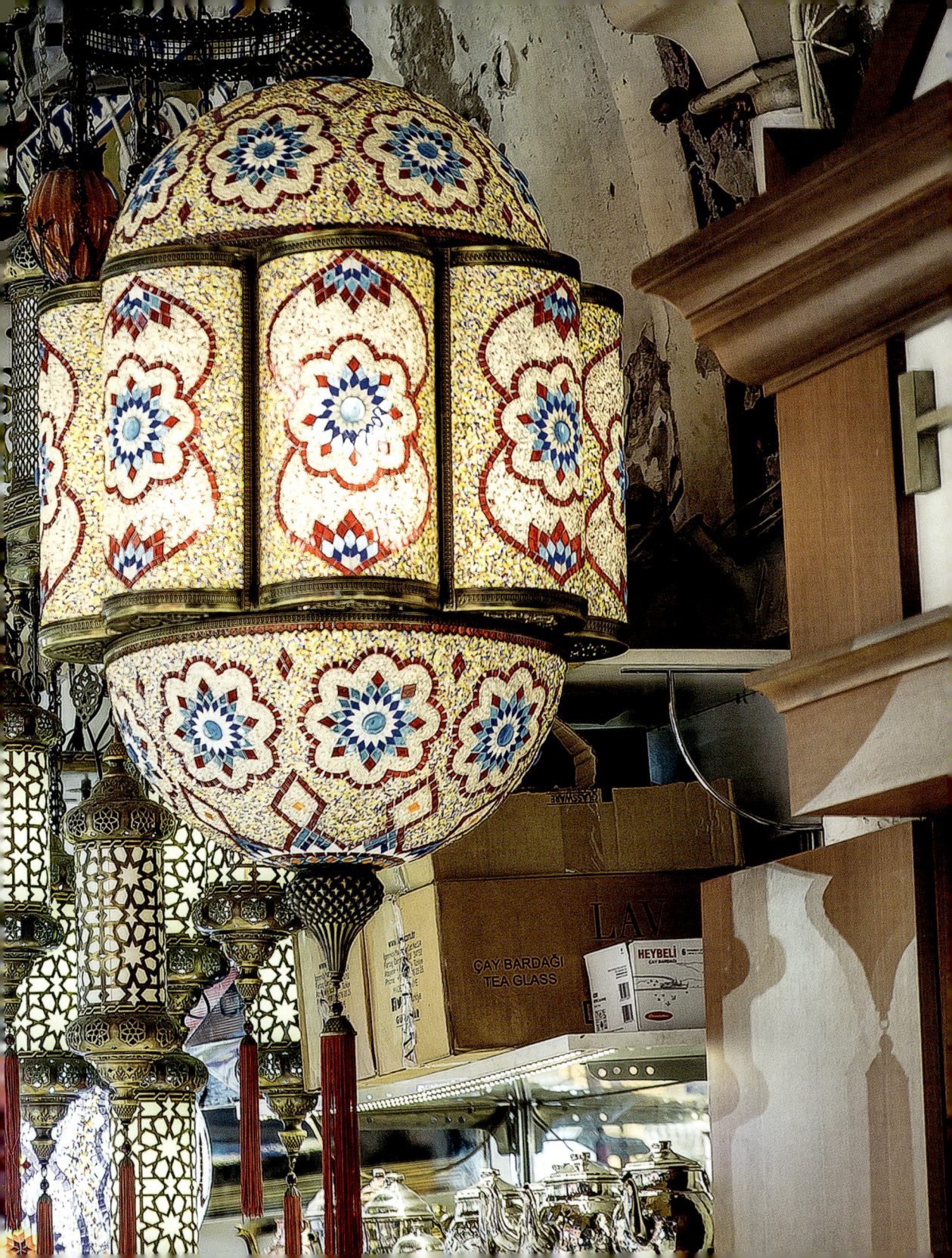

Mitten im Raum ein Brunnen, Rosenblätter schwimmen auf dem Wasser. Das Licht fällt in den Innenhof, Bäume ragen gen den Himmel.

Wie ist es mit dem Zuckern? Meine brennende Frage. Schulterzucken, kennen wir nicht so hier, sie wirft die Frage nach oben, in eine der offenen Etagen, eine übers ganze Gesicht lachende Schönheit mit abgezogenen Bettlaken unterm Arm lugt nach unten. „Ach ja, die modernen Frauen machen die Haare schon mal weg, mit Wachs, Rasieren …, eigentlich nein, wir haben unsere Haare gern", schalkt sie.

TÜRKEI

In Istanbul ist das ganz anders. Hier braucht es keine langen Erklärungen zu meinem Beruf, hier reicht das Wort Ağda und wissendes Nicken folgt sogleich.

NEW YORK

In New York ist Sugaring mit der Handtechnik noch sehr schwer zu finden. Das „trendige" Sugaring ist ein Großmutter-Rezept aus der alten Welt, das sich langsam und stetig breitmacht. Nach langer und nervenaufreibender Suche findet die Kennerin das echte Sugaring doch noch. Die Adresse wird als heiße Information gehandelt. Wir bleiben gespannt, ob und wann das Sugaring sich in der Weltmetropole breitmacht. Denn obwohl hier mit der Vliestechnik und Zuckerpaste gearbeitet wird, ist es doch nicht dasselbe wie das ursprüngliche Hand-Sugaring.

IRAK

Ein junger Mann aus Bagdad, der Name Fairouz fällt, erklärt mir auch gleich, dass es unterschiedliche Methoden zu zuckern gibt, die mit dem Stoff und die mit der Hand. Bei der einen Art brauche man mehr Zitrone beim Zuckerkochen, er wisse jetzt aber nicht mehr bei welcher. Und ich erfahre, dass die irakischen Frauen die Brustbehaarung der Männer lieben, so wie die Schweizer früher zu sagen pflegten: „Wo Haar isch, isch Freud." Achselhaare und Intimhaare kommen beim Mann aber auf jeden Fall mittels Rasur weg und im gleichen Satz wird erwähnt, dass Zuckern (bei Frauen) viel besser ist als rasieren, weil es die Haut zarter macht und die Haare spärlicher nachwachsen.

Ursprünglich ein klares Frauending, entdecken die Männer heute auch das Wohlgefühl einer zarten Haut, kombiniert mit minimalem Aufwand.

Tom

Sugaring empfinde ich Mal für Mal als eine Art von Reinigung. Danach fühle ich mich befreit von den Haaren, die mit zunehmendem Alter in größerer Anzahl an immer unpassenderen Stellen wachsen. Sugaring gehört für mich zur Grundpflege meines Körpers und verhilft mir zu einem noch besseren Empfinden. Ich lasse mich gerne von Marianne sugarn, weil sie es versteht, die Haare mit dem Zucker besonders sanft zu entfernen und weil sie mitten in Zürich eine wunderbar süße Oase für Enthaarung geschaffen hat.

Tom, 39, Bern, Teamleiter, CH-Bürger

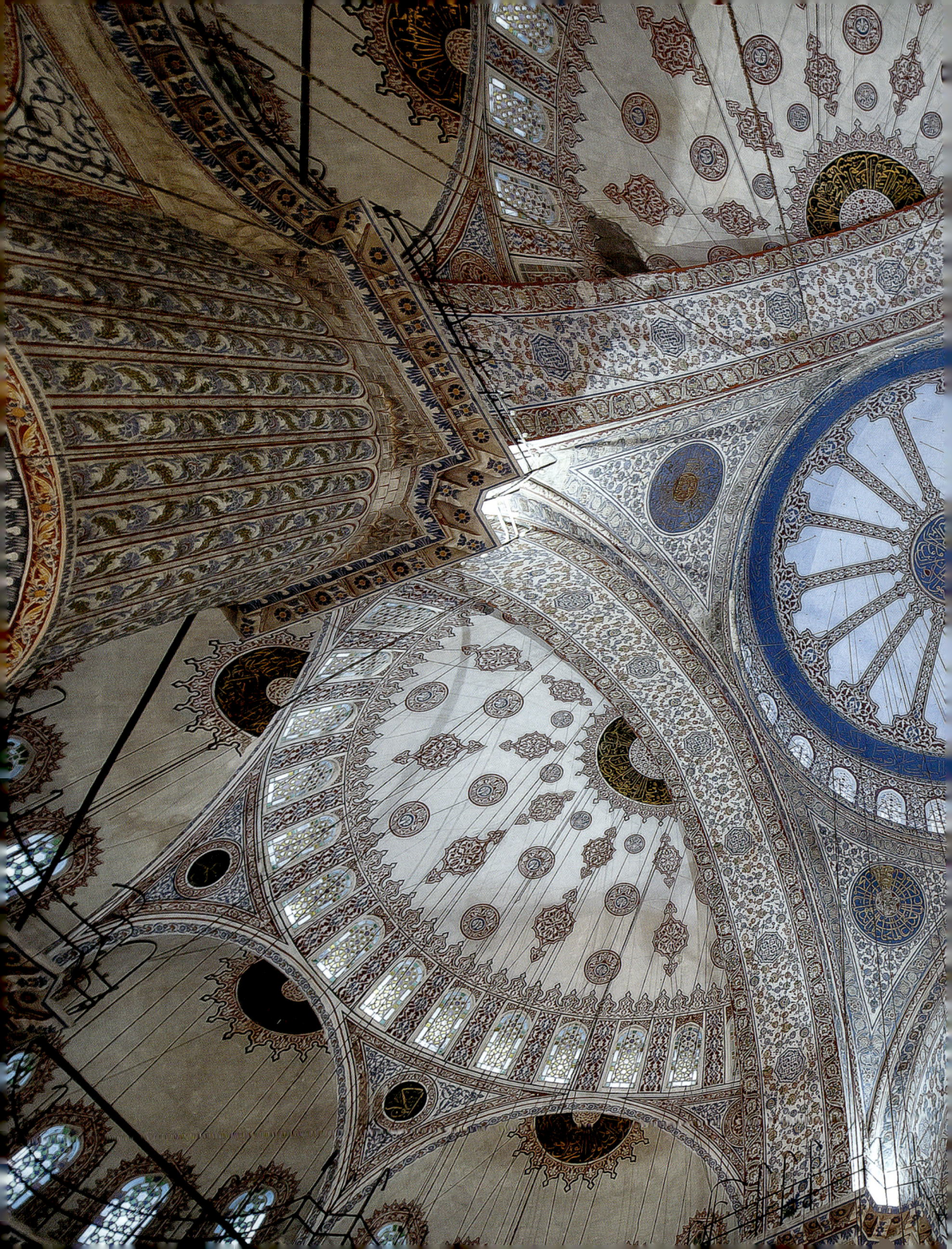

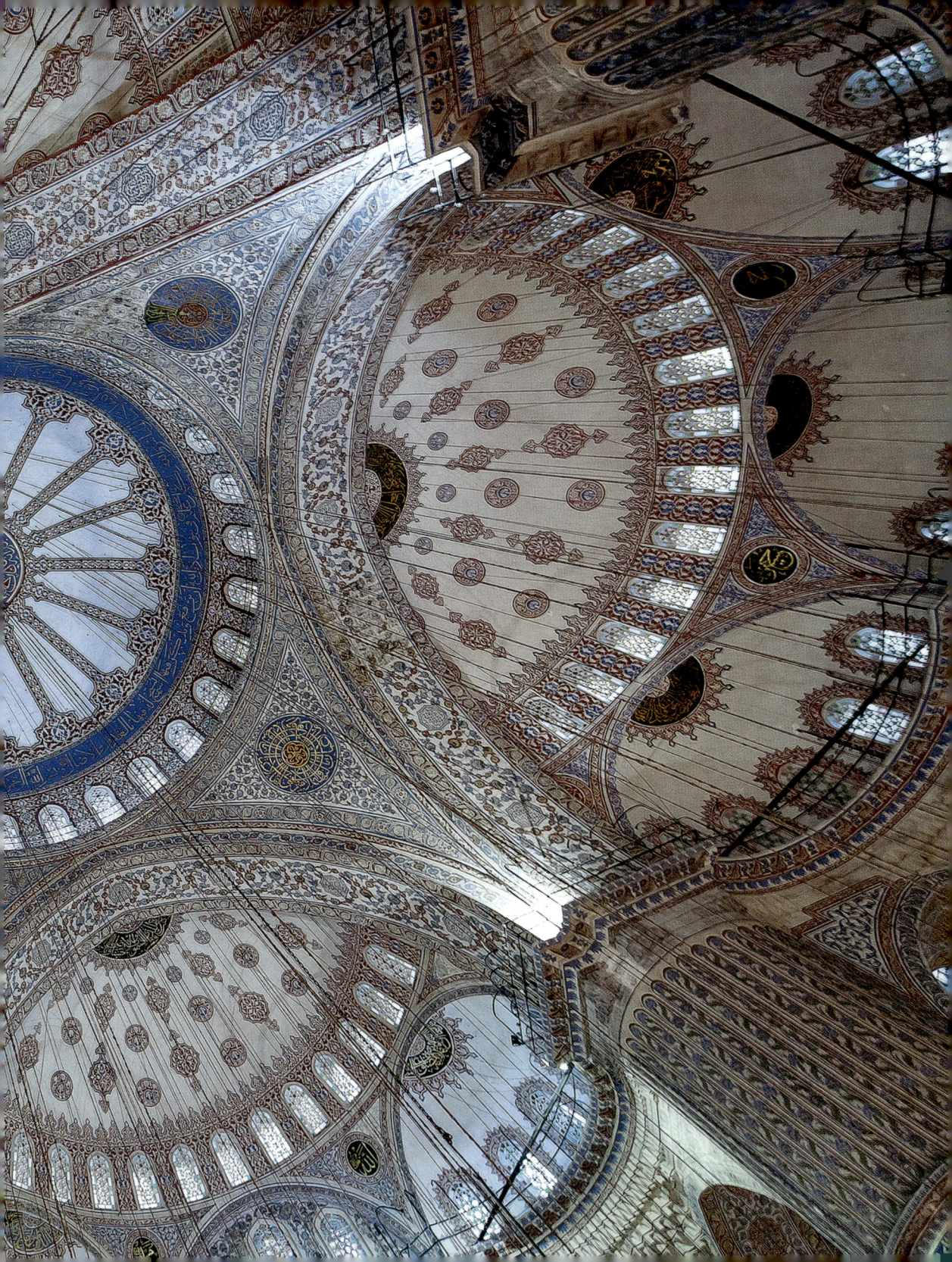

SCHWEIZ

Hier in der Schweiz und im nahen Umland braucht es gut und gerne eine halbe Stunde, um nur annähernd zu erklären, was ich denn seit über acht Jahren tue. Immer noch, auch wenn das Wort Sugaring schon öfters auf ein Nicken stößt und inzwischen vermehrt gezielt danach gesucht wird.

Als ich anfing, wurde ich noch ausgelacht, mittlerweile schafft es die Enthaarungsmethode sogar in Vergleichsdokumentationen in Schrift, Bild und Ton. Was mich sehr freut.

Und während die Türkinnen sich der Modernität wegen mit Wachs enthaaren lassen, will ich das Sugaring in die heimischen Küchen bringen.

ZÜRICH

Zurück in Zürich, der tunesische UPS-Bote erzählt, wie die Braut mit Freundinnen vor der Hochzeit in den Hamam geht und sich mit Zucker komplett enthaaren lässt. Auf die Frage, wie lange es seiner Meinung nach das Sugaring schon gibt, sagt er: „Schon ewig, seit immer." Eine genauere Zeitangabe mit Zahlen bekomme ich auch nach mehrmaligem Nachfragen nicht.

Und wenn der Taxifahrer beim Begriff „mit Zucker enthaaren" sogleich „ah, mit Zitrone ..." antwortet, schlägt mein Herz höher.

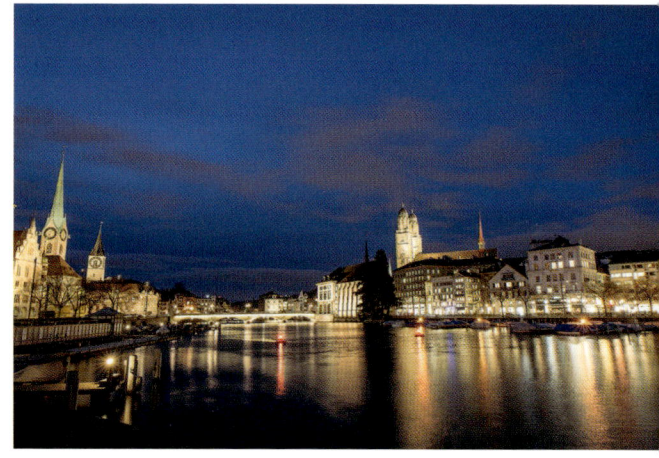

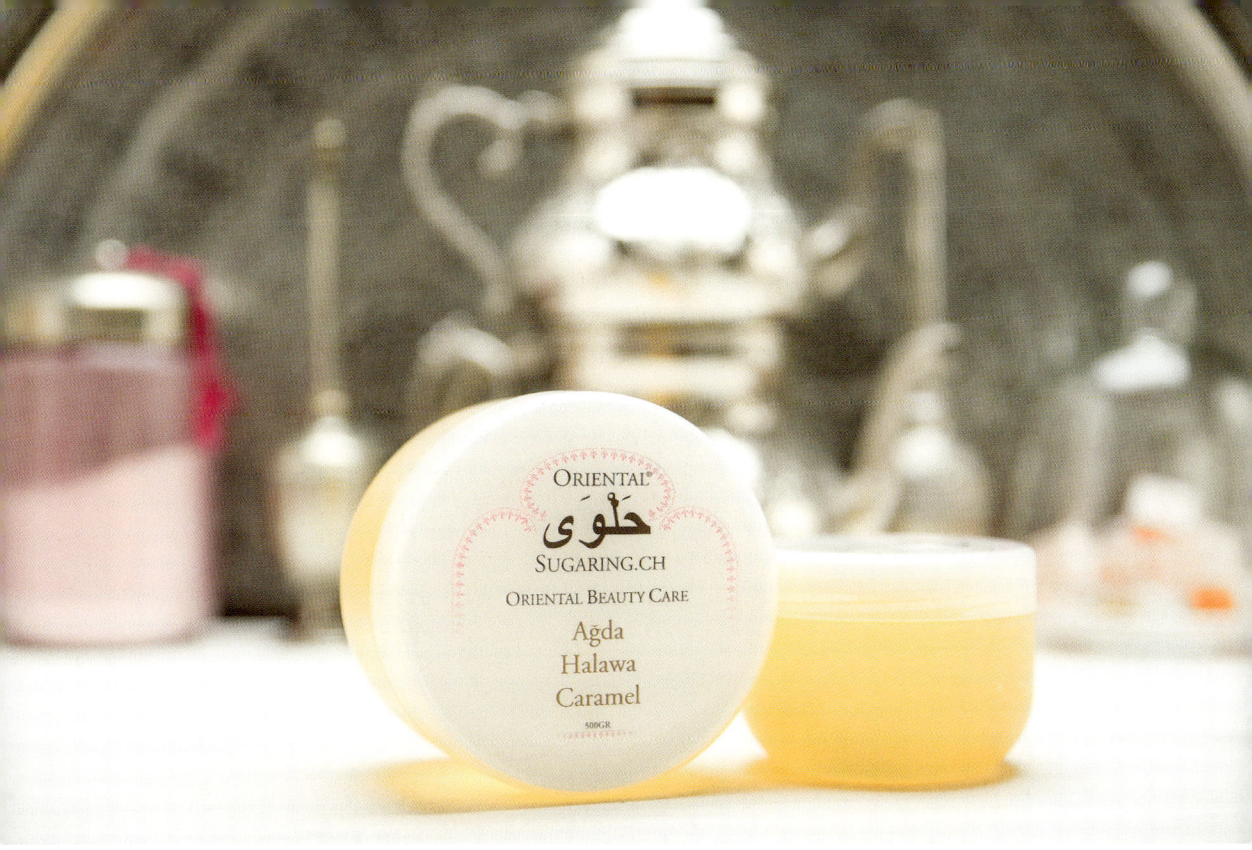

ORIENTALSUGARING

OrientalSugaring ist seit dem 22. August 2008 meine eingetragene Bildmarke beim Institut für geistiges Eigentum. Der Name ist auch mein Firmenname, den ich 2007 für meine Website und Geschäftstätigkeit ausgesucht habe. Meine erste Wahl – „Zuckersüß" – war aus technischen Gründen nicht ideal, so entschied ich mich mit etwas Wehmut für OrientalSugaring. Was sich nach kurzer Zeit jedoch als eine der besten Entscheidungen herausstellte.

Das Wort Sugaring war damals noch nicht im Sprachgebrauch der Schweizer und die Enthaarung mit Zuckerpaste wurde einfach nach dem Firmennamen des Zuckerherstellers benannt.

Ein mir selbst auferlegtes notwendiges Übel mutiere ich gerne
in eine Erfahrung der besonderen Art. So auch im Rahmen
meines Wunsches nach haarfreien Zonen. Dass Haarentfernung
nicht Zahnarztbesuchsniveau haben muss, erfahre ich
regelmäßig eindrücklich in der feinen kleinen
OrientalSugaring-Oase bei Marianne. Neben vielen anderen
Eindrücken ist hierbei ein äußerst spannender Aspekt,
dort jedes Mal das „Treppenhaus der Begegnungen" zu betreten.
Ein Name, den ich diesem einzigartigen Ort, nämlich dem
Gebäude des Sugaring-Studios inmitten des regen und
bunten Treiben des Niederdorfs, gab. Begleitet vom Knarren der
Holztreppe erwarte ich auf dem Weg in die erste Etage
stets sehnsüchtig, einen kurzen Blick auf den Besucher vor mir
erhaschen zu können. Mit süßer Neugier zu erahnen, wer das
wohl sein mag, woher diese Person kommt, was sie tut,
wohin das süße Geheimnis der Haarentfernung mitgenommen
wird. Kurze Momente der Gemeinsamkeit, Momente des
schüchternen Lächelns, Momente der wortlosen Verbundenheit.
So viele unterschiedliche Charaktere und Lebenslinien streifen
sich immer wieder kurz, für Sekunden – in diesem Moment
der Vorfreude auf die Haar-Befreiung und der Erwartung,
gezuckert in den Alltag zurückzukehren.
Kleine Berührungspunkte, bei denen meine Fantasie ob all der
vermuteten Geschichten dieser Menschen Purzelbäume schlägt.
Ganz frei von dem Bedürfnis, die Realität tatsächlich zu
erfahren, gebe ich mich diesem süßen, kurzen Moment der
Fantasie hin. Damit wird die Haarentfernung viel mehr als nur
ein notwendiges Übel, sondern gleicht einem Kurztrip in eine
andere Welt, eine andere Kultur, der Körper und Geist erfrischt.

Sabrina, 31, Chefsekretärin, Zürich, Deutsche

Oriental
حلوى
Sugaring.ch
After Sugaring Care
Jojoba
Mandel
Körperöl
200ML

Oriental
حلوى
Sugaring.ch
Self Sugaring
Talkum
Puder
100GR

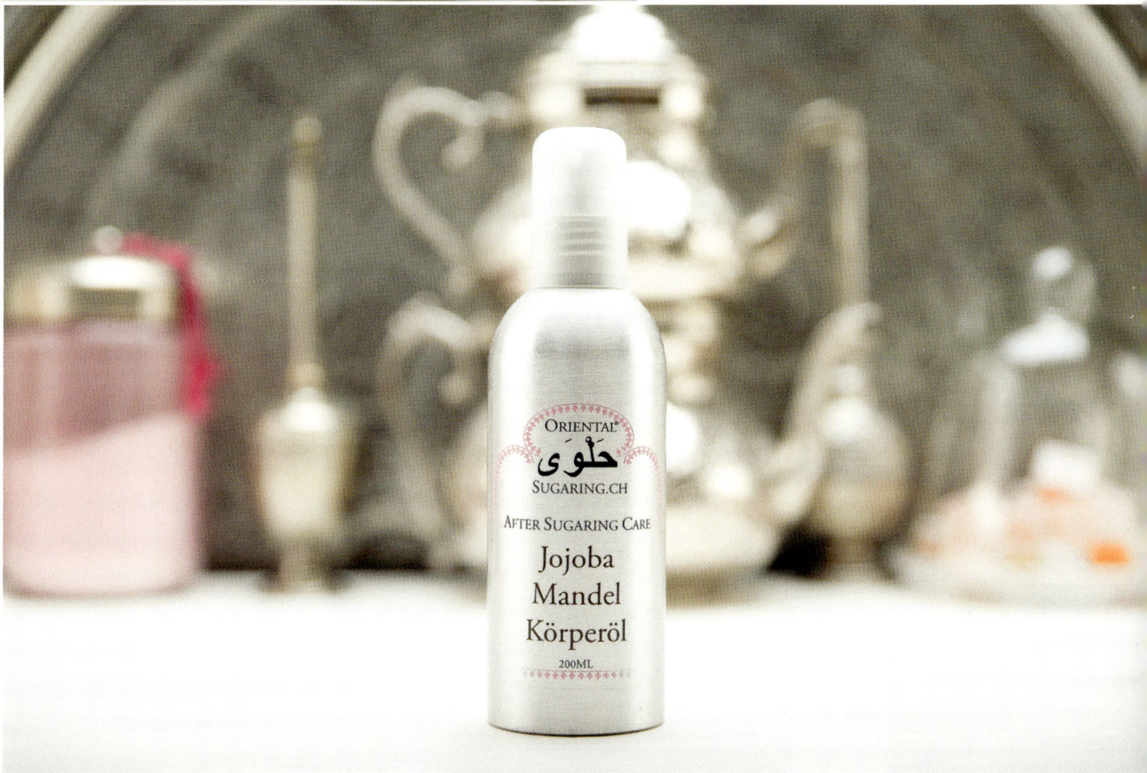

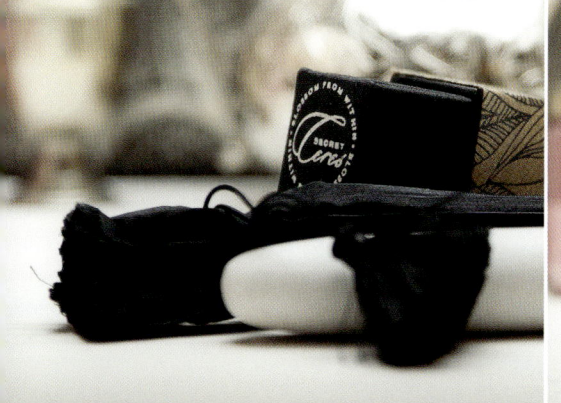

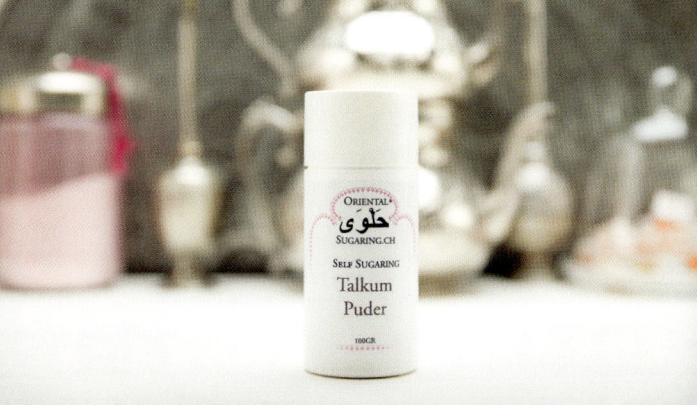

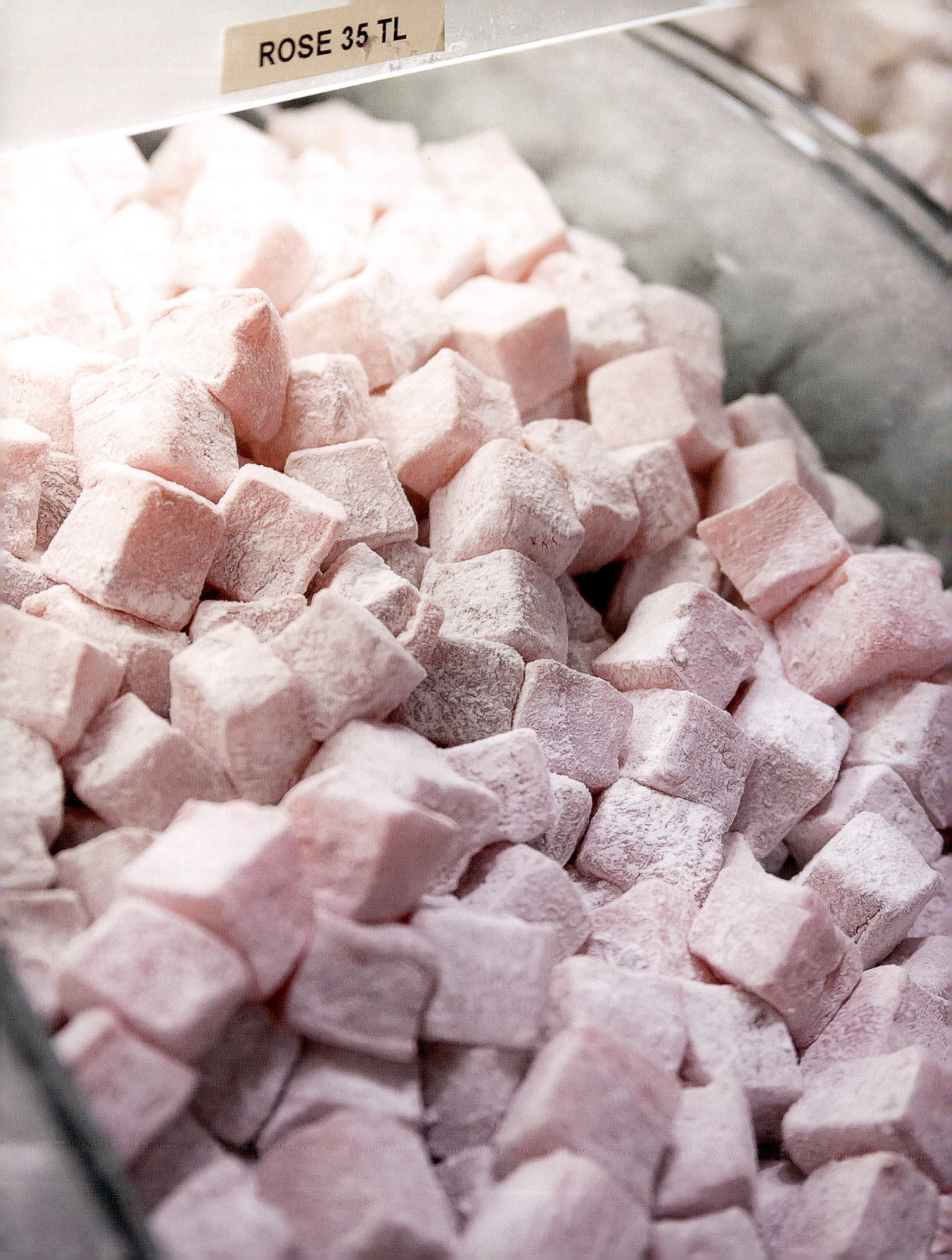
ROSE 35 TL

VON DER SÜSSIGKEIT DES LEBENS

Zucker war lange Zeit sehr teuer und kostbar. Hier ein Auszug aus „Das große Buch des Desserts", der die Geschichte des Zuckers als Rohstoff und Lebensmittel in poetischen Worten wiedergibt.

„Das Süße war nach Ansicht der Alten die Speise der Götter und der Seligen, und bis heute sind Nektar und Ambrosia ein Inbegriff höchster Wonnen. [...]

Süß: das war die lieblichste und unbeschreiblichste Vorstellung des menschlichen Geschmacks. [...]

Süßigkeit gehört zur Liebe und zu allen anderen leiblichen und geistigen Entzückungen. [...]

Die erste Süßigkeit, die die menschliche Zunge berührte, war vermutlich der Honig der wilden Bienen. [...]

Begonnen hat die Zuckergeschichte tatsächlich während der Kreuzzüge, denn damals stießen Europäer zum ersten Mal auf den Zucker aus Zuckerrohr, *Saccharum officinarum*, der schon eine jahrtausendelange Wanderung hinter sich hatte. Das Rohr war ursprünglich auf dem heutigen Neuguinea beheimatet, wo es sich zwischen 15000 und 8000 vor unserer Zeitrechnung zu dem sogenannten edlen Zuckerrohr entwickelte und sich dann von allein nach Norden, nach Indien ausbreitete, von dort weiter nach Westen bis Persien und über verschiedene Südseeinseln nach Osten drang, immer noch ohne menschliche Hilfe und Absicht. Ein Rohr, das sich im Wind der Frühzeit wiegte, und niemand weiß, wann der Mensch sein verborgenes süßes Mark zum ersten Mal entdeckte. [...]

In der Flußebene des Indus und des Ganges wuchs schon Zuckerrohr, und die Nachspeisen der indischen Küche besaßen schon die gleiche satte Süßigkeit wie heute, als um das Mittelmeer herum die großen Kulturen der Babylonier und Ägypter, Assyrer und Phönizier erst vor der Blüte standen. Und die Griechen und Römer süßten sich ihre Speisen ebenso wie die Germanenfürsten, wie Karl der Große, nur mit Honig. [...]

Freilich: die Araber hatten zwar die Zuckerrohrherstellung verbessert, aber der Zucker des Mittelalters muß oft über der Süße bitter geschmeckt haben, weil die Kunst des Raffinierens erst in den Kinderschuhen steckte und auch der sogenannte gereinigte Zucker noch manches enthielt, was seine Süßigkeit beeinträchtigte. Außerdem machte ihn der lange Transport zu Schiff, zu Maulesel, zu Fuhrwerk und bei jeder Witterung nicht besser, dafür aber durch viele Zölle teurer, kurz: der Honig schmeckte besser, war allen vertraut und billiger, und der Zucker wurde entweder als Medizin – gegen Bauchweh, Blähungen und Verstopfungen des Leibes – betrachtet oder als Prestigesymbol und Geldanlage. Als Amerika entdeckt wurde, führte eine Stadt wie Köln pro Jahr neun Tonnen Zucker ein, und wer einen Hut Zucker im Vorratsraum stehen hatte, der konnte als wohlhabender Bürger gelten. [...]

[...] ...und ehe Kolumbus den kürzeren Seeweg nach Indien suchte, transportierte er den portugiesischen Zucker von Madeira nach Genua und wusste durch seine Frau, die aus Madeira stammte, so gut mit Zuckerrohranbau und -gewinnung Bescheid, daß er es war, der die erste Zuckerrohrplantage in der neuen Welt begründete: auf seiner zweiten Reise nach Westindien, 1493, nahm er von den Kanarischen Inseln Zuckerrohrpflanzen mit und ließ sie auf Puerto Rico anpflanzen. „Es gedeiht vorzüglich", berichtete er den katholischen Majestäten von Spanien, und so wurde das Zuckerrohr, das Geschenk der Alten Welt an die Neue, zum Gegenstand einer Industrie, die

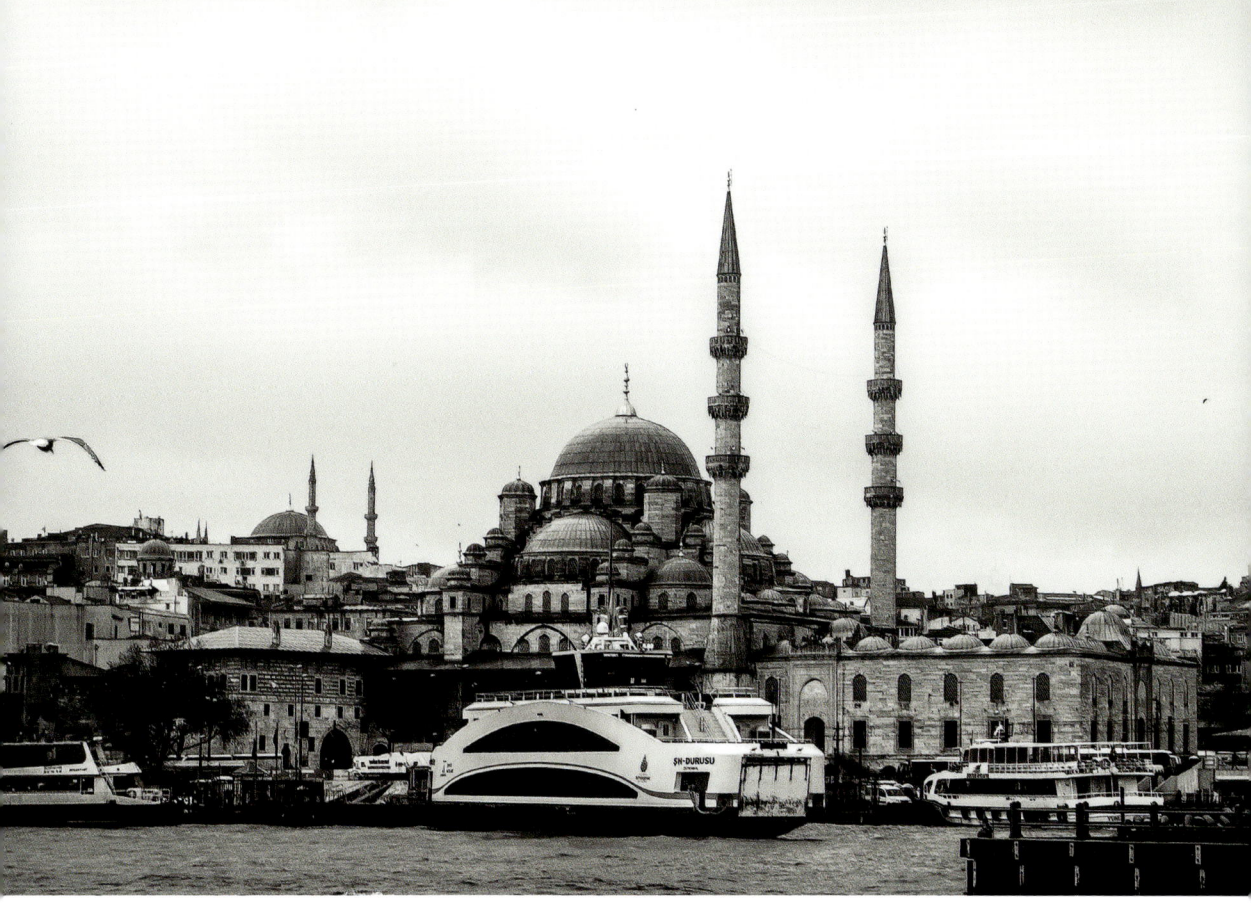

das wirtschaftliche und politische Geschick der neuen ameri-
kanischen Kontinente entscheidend beeinflußt hat. […]

In Deutschland begann dieser süße Stoff, der immer noch mit
dem Honig verglichen wurde, in der Küche der Apotheker und der
Reichen heimisch zu werden. Die Haushaltsbücher der Renais-
sance erklären, wie Zucker aus dem Saft des Rohrs gesotten und
gereinigt wird, erklären vor allem, wie man diesen Zucker vorm
Weiterverarbeiten abermals kocht und klärt und läutert.

(Aus „Das große Buch der Desserts. Süße Nachspeisen aus aller Welt und die Geheimnisse der tropischen Früchte", S. 8-12, Christian Teubner, Sybil Gräfin Schönfeldt. Teubner Edition, 1981, Füssen)

ORIENTALBEAUTY-RITUAL-PLAN
(zum Rauskopieren und Ins-Bad-Hängen)

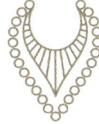

Vor dem Sugaring:

- Orientalisches Peeling im Hamam oder nach einem langen Basenbad, alternativ nach einer ausgedehnten sehr warmen Dusche.
- Nur reine Naturprodukte auf die zu zuckernde Haut / Bodylotion-Verbot!
- Haarlänge auf etwa 7–10 mm prüfen. 2 Wochen nach der letzten Rasur, 3–6 Wochen nach dem letzten Sugaring.
- Zuckerpaste kochen oder Termin reservieren.

Einkaufsliste fürs Sugaring:

- Kristallzucker
- Zitronen
- altes Bettlaken oder Vliesstreifen
- Talkumpuder

Ob du dir ein Sugaring machen lässt oder dir den Zucker selbst gibst –
folgende Punkte verhelfen dir zu einem wunderschönen Ergebnis:

Das Sugaring:

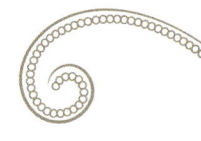

- DIY oder lass dich zuckern.
- Beauty-Day mit Häppchen und Gesichtsmaske, Hörbuch
  von Rafik Schami und haarigen Freundinnen.

Unmittelbar nach dem Sugaring:

- Nachpflege nur mit Hydrolat, Aloe-Vera-Gel
  (gewonnen aus dem Blattmark).
- Alle anderen Produkte vorsichtshalber meiden.
- Sauna und Solarium frühestens nach 24 Stunden
  anwenden.

2 Wochen nach dem Sugaring:

- Orientalisches Peeling im Hamam mit Massage.
  (Nach dem Sugaring ist vor dem Sugaring)

Vor dem Sugaring

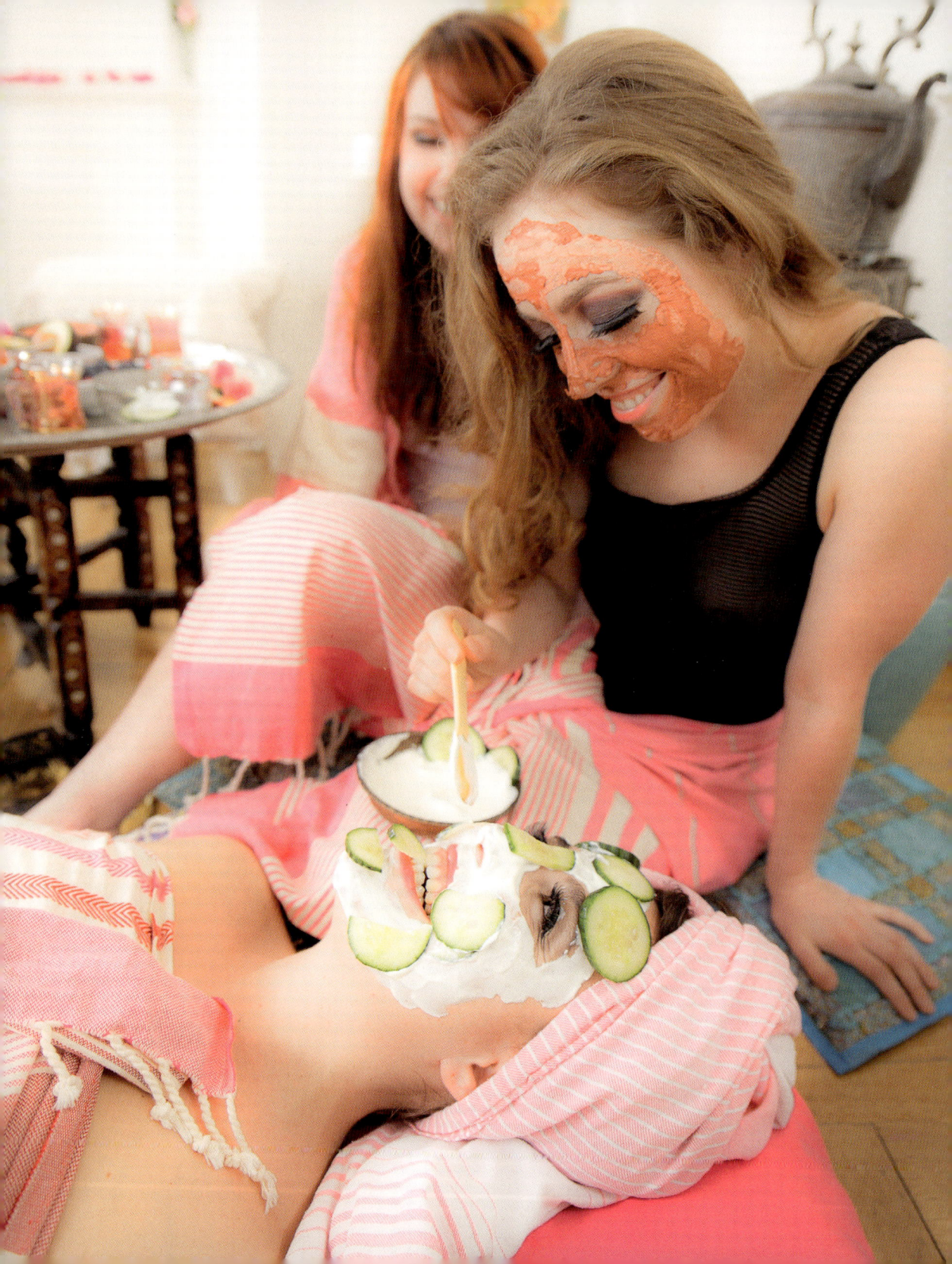

VOR DEM SUGARING

Mond oder Mens. Schmerz oder Freude. Lang anhaltendes Ergebnis oder schnelle Wiederkehr der Haarpracht. Die Frage nach dem besten Moment. Wann ist der richtige Zeitpunkt?

„ein frauenritual der extraklasse
kunsthandwerk & sinnlichkeit; süß und zart das ergebnis
körper, technik, pure natur
heilende selbstbeschäftigung mit erotischer note
heiß und klebrig; seidenfein
pflege und verschönerung wie durch zauberei
haarentfernung, reinigend inkl. peelingeffekt
ob zuhause oder mitten auf dem atlantik:
funktioniert zyklus der selbstliebe
auf kurzen schmerz folgt langes glück."

Tina, 34, Köchin & Gesundheitsberaterin, Zürich, CH

WANN IST DER BESTE ENTHAARUNGSTERMIN?

Für die interessierte Frau ist wichtig – Männer pfeifen eher darauf – herauszufinden, was ihr Sugaring und dessen Ergebnis beeinflusst und was nicht.

Wann hält das Ergebnis am längsten? Zu welchem Zeitpunkt schmerzt es am wenigsten? Wann ist mein bester Enthaarungstermin?

Mehrmals wöchentlich werden diese Fragen an mich gestellt. Meiner Meinung nach kannst du das für dich selbst herausfinden, indem du Buch führst. Statt dich Monat für Monat schwammigen Spekulationen hinzugeben, notierst du dir einige Faktoren, verfolgst die Gegebenheiten während mindestens sechs Monaten und kannst so hoffentlich dadurch einige Mythen über Bord werfen. Die Tabelle auf S. 60 hilft dir dabei.

Folgende Faktoren gilt es zu beobachten, um den wirkenden Umständen auf die Schliche zu kommen. Ziel ist immer ein möglichst schmerzfreies Erlebnis, gefolgt von spärlich und langsam nachwachsender Körperhaarpracht.

Menstruationszyklus
An welchem Zyklustag hast du gezuckert?

Tageszeit des Sugaring
Morgens, mittags, abends?

Schlaf
Wie ausgeruht bist du?
Schlafstunden der letzten Nacht vor dem Sugaring.
Schlafstunden-Durchschnitt vergangene Woche.

Gesundheit
Wenn du erkältet oder gestresst bist, kann es schon mal mehr ziepen. Stress auf einer Skala von 1–10 aufzeichnen.

Mondrhythmen
Synodischer Mondrhythmus
Tropischer Mondrhythmus
Siderischer Mondrhythmus

Art der Hautpflege zwischen den Sugarings

Orientalische Peelings: Wann, wie oft, wie genau?
Hautpflegeprodukte: paraffinhaltige / konventionelle Bodylotions.

Ernährung

Viel Scharfes?
Viel Milch, Zucker oder Mehl?
Täglich Alkohol, Zigaretten?
Zusatzstoffe in Fertiggerichten?
Frisch zubereitete & regelmässige Speisen?

ERGEBNIS:

Schmerzempfinden während dem Sugaring.
Ergebnis unmittelbar nach dem Sugaring.
Ergebnis und Hautzustand 12 h danach.
Ergebnis und Hautzustand 24 h danach.
Nachwuchsphase – wann & wie stark.

Weitere mögliche Einflüsse

Wievieltes Sugaring?
Dazwischen rasiert oder Ähnliches?
Enge Kunstfaser-Slips / Strümpfe / Radlerhosen getragen?

DANACH WERTEST DU AUS:

Welche Umstände bringen das beste Ergebnis bei angenehmsten Sugarings? Darauf achtest du und förderst diese Gegebenheiten in deinem Leben.

DATUM Sugaring	Zyklus-Tag	Zeit des Sugarings			Schlafstunden		Mond-rhythmus*	Hautpflege	Orientalisches Peeling	
		morgens / mittags / abends			Letzte Nacht / letzte Woche Durchschnitt		ab- /zunehmend auf- /absteigend Tierkreiszeichen	natürlich / konventionell	Datum	

*siehe S.56

Ernährung	Stress	Schmerzempfinden	Wie vieltes Sugaring?	Dazwischen rasiert?	Enge Kleidung getragen?	ERGEBNIS
biologisch / herkömmlich / Genussmittel	1–10	während/nach/12 h später / 24 Stunden später / wann Beginn Wachstum				optimal / durchschnittlich / schlecht

ENTHAARUNG NACH DEM MOND

Madeleine

*„Für mich ist OrientalSugaring mehr als einfach nur
Haare entfernen. Es wurde in den letzten Jahren
gar zu einer Art Ritual. So habe ich mich beispielsweise
vor meiner Hochzeit oder vor den Geburten meiner
Kinder von Marianne zuckern lassen. So fühlte ich mich
ready und schön für den großen, mir bevorstehenden
Richtungswechsel in meinem Leben –
Altes geht, Neues kommt."*

Madeleine, 29, Journalistin, Zürich & Yogyakarta, Schweizerin

Einige Worte zum Mond, dessen Einfluss auf das Sugaring-
Ergebnis oft in Erwägung gezogen wird. Du musst es herausfinden. Selbst. Weil es die unterschiedlichsten Anschauungen
dazu gibt. Du findest viel Literatur über kosmische Einflüsse,
von naturwissenschaftlich bis spirituell.

Am bekanntesten sind die Mondphasen des synodischen Mondrhythmus als Orientierung. Danach solltest du auf jeden Fall
bei abnehmendem Mond, also innerhalb der zwei Wochen nach
Vollmond bis Neumond, enthaaren.
  Wenn synodischer (Zu- und Abnahme des Mondes), siderischer (Mondstände in den Tierkreiszeichen) und tropischer
(auf- und absteigender Mond im Bezug auf den Himmelsäqua-
tor) Mondrhythmus zusammen betrachtet würden, ergäbe das:

Dein Enthaarungstermin findet an einem Tag statt, an dem der aufsteigende Mond abnehmend im Steinbock oder Stier ist.

Falls du ein Sugaring-Tagebuch führst, notiere bitte mögliche beeinflussende Umstände, die dir aufgefallen sind. Lass mich das Ergebnis deiner Beobachtungen wissen, es gibt bisher noch keine umfassende Studie zur Beziehung zwischen Haarwachstum und Mond. Dennoch wird er immer wieder beim Enthaaren erwähnt, was aber meist auf Spekulation und Halbwissen basiert.

Nicht in Frage zu stellen ist, dass der Mond Auswirkungen auf unsere Welt hat, von der wir ein Teil sind. Der Mond bewegt die riesigen Weltmeere zum Tanz von Ebbe und Flut. Wie stark er sich mit welchem Mondrhythmus auf dein Enthaarungsergebnis auswirkt, bleibt zu erforschen. Den Einfluss des Mondes auf unseren Körper abschwächen können hormonelle Verhütung und andere Medikamente.

Um eine große Terminflexibilität zu erhalten, kannst du dir eine zweite Sugaring-Adresse suchen oder du lernst dich selbst zu zuckern. So kannst du immer deinen besten Zeitpunkt berücksichtigen.

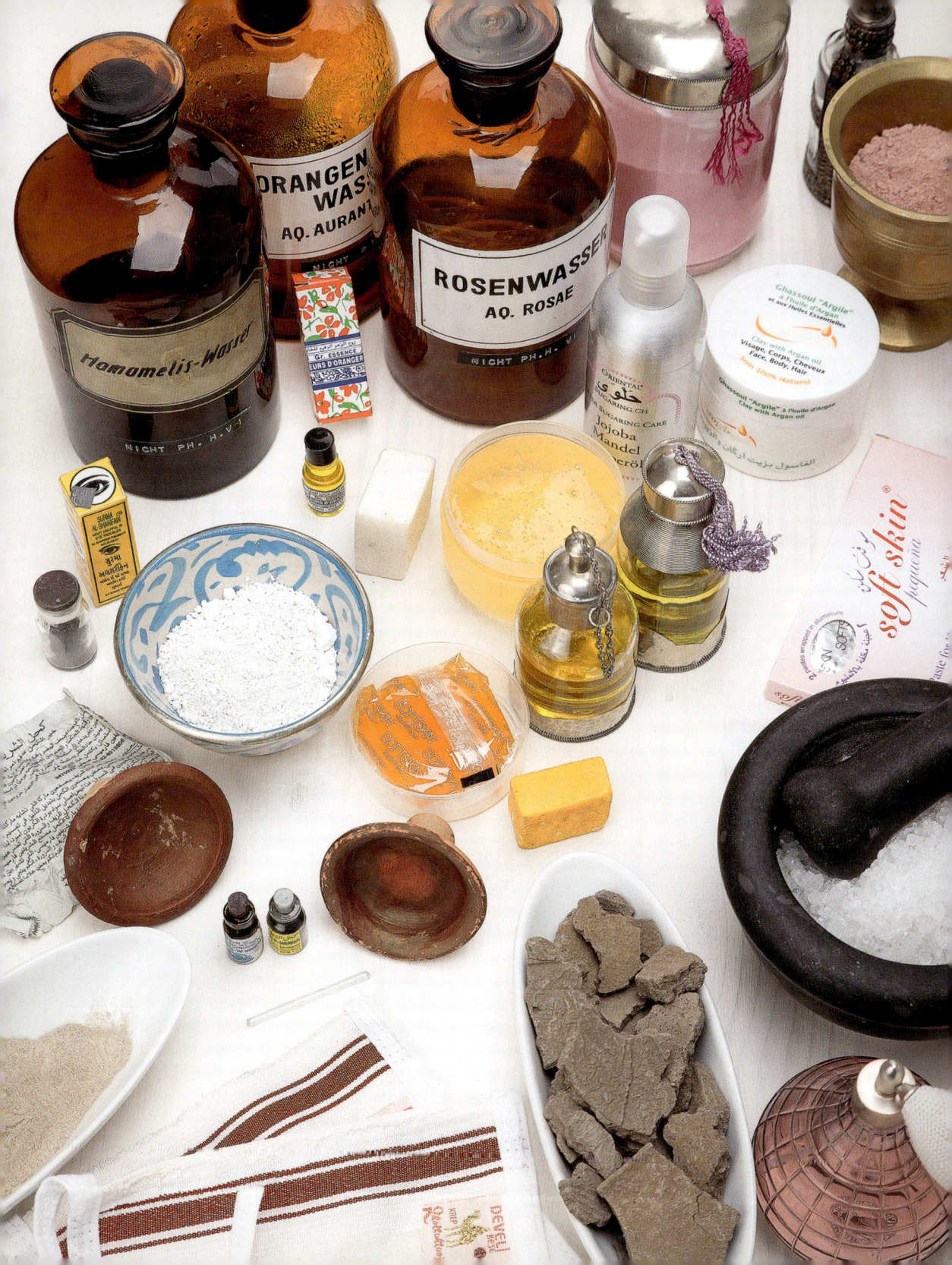

HAUTPFLEGE & SUGARING

Ein bisschen Allgemeinwissen zu den zahlreichen Inhaltsstoffen in unseren täglichen Pflegecremes, auf dass wir bewusst wählen, was wir kaufen, womit wir unsere Haut nähren, klären oder belasten.

Die Hautpflege an den gezuckerten Stellen beeinflusst dein Sugaring-Ergebnis sehr. Pflege deine Haut vor dem Sugaring mit hochwertigen Naturprodukten wie Pflanzenölen, peele auf die orientalische Art und genieße eine Haut wie aus den Märchen aus 1001 Nacht. Simplify your Beauty-Routine! Es kann so einfach sein.

An den zu zuckernden Hautstellen auf erdölhaltige Produkte zu verzichten ist wichtig für ein gutes Resultat. Die Zuckerpaste haftet nicht richtig, umschließt das Haar nicht voll, Haare brechen in der Folge eher ab, als dass sie mit der Wurzel epiliert werden. Somit stört deine Bodylotion das Sugaring und beeinflusst den Sugaring-Effekt enorm.
  Ich empfehle, mindestens 24 Stunden vor dem Sugaring keine „leeren" Produkte auf die zu enthaarende Körperstelle aufzutragen.

HAUTPFLEGEMITTEL UND IHRE WIRKSTOFFE
Was an erster Stelle bei der Auflistung der Inhaltsstoffe eines Produktes steht, davon ist am meisten enthalten. Das gilt bei Lebensmitteln wie auch bei Kosmetikprodukten. Es ist äußerst interessant, welche abgelagerten Stoffe sich zum Beispiel bei einer Haarmineralanalyse zeigen. Das können auch Farbstoffe aus Kleidern, Schuhen oder Essgeschirr sein.

Es soll hier nicht um eine radikale Vermeidung von allen Reizstoffen bis hin zum absoluten Selbstversorger gehen. Ich möchte lediglich zum Hinterfragen und Selberdenken sensibilisieren. Was die Werbung und großen Konzerne erzählen, ist oft nur ein Schimmer der Wahrheit, doch wir glauben es zu gerne. Aus Unwissenheit und fehlender Zeit. Wir können uns ja nicht um alles kümmern und in allen Bereichen Spezialisten sein.

Die bunten Verpackungen und duftenden Schäumchen schreien: „Mit Aloe Vera, mit Arganöl, …“. Ein Blick auf die Hinterseite des Produktes verrät uns, dass neben einem kleinen Anteil des Aufhängers zahlreiche Hilfsstoffe, Füllstoffe und mitunter auch einige schädigende Stoffe enthalten sind, die langfristig oft das Gegenteil des Produktversprechens bewirken und uns trotzdem abhängig machen von der kurzen Freude des Auftragens. Zwar verspricht die Bodylotion 24 Stunden Feuchtigkeit, klebt sie doch einen Erdöl-Filter über die Haut. Genährt und befeuchtet ist die Haut jedoch damit nicht wirklich und sie benötigt am nächsten Tag, ausgetrocknet, wieder von diesem Produkt.

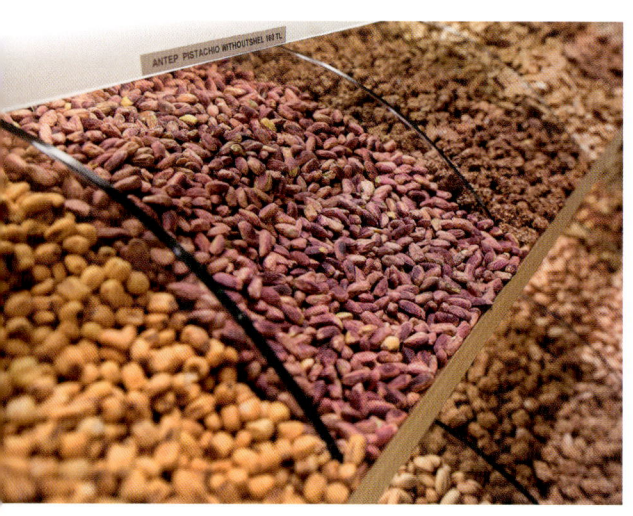

Nicht alles, was ein E hat oder lateinisch ist, ist auch böse. Und: Nicht alles, was in einer „guten“ Creme drin ist, ist auch hilfreich für die Haut. Hilfsstoffe helfen oft der Haltbarkeit und nicht der Haut. Es lebe die Frischkosmetik!

Entschlüssle deine Kosmetik und finde heraus, was du dir so gönnst. Merke dir die Wirkstoffe, die du willst, und diejenigen, die du unbedingt vermeiden möchtest, und wähle unter diesen Voraussetzungen deine Produkte! Das bedeutet nicht, dass alles plötzlich zu verdammen wäre. Oft macht die Dosis erst das Gift.

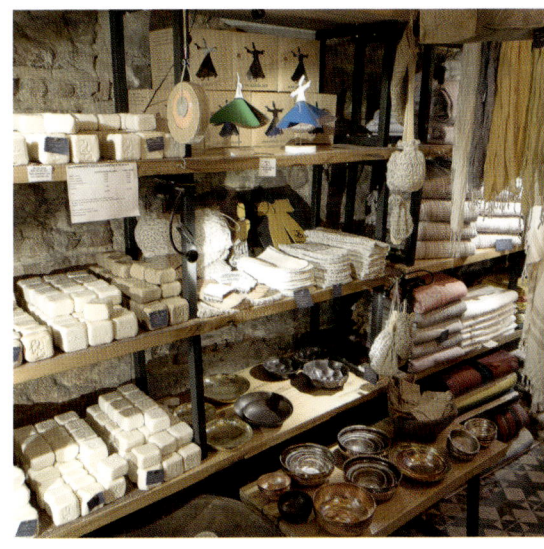

Die Haut wird von innen, durch unsere Nahrung und unsere gesamte Lebensweise genährt. Ein gutes, reines Pflanzenöl zur äusserlichen Hautpflege alleine reicht womöglich nicht aus, wenn wir an einem körperlichen Ungleichgewicht leiden. Dies gilt es zu erkennen und zu unterstützen, wenn nötig mit Hilfe der ganzheitlichen Medizin, welche sich mit Arzneipflanzen, Ernährung und Lebensstil als Grundlage eines gesunden Körpers sehr gut auskennt.

So ist etwa dünne Haut oft auf einen Mangel an Nährstoffen zurückzuführen. Eine gesunde Ernährung sorgt für eine gesunde Haut. Eine nach Nahrung hungernde, empfindliche Haut kannst du mit hochwertigen Pflanzenfetten von außen und innen versorgen.

Wenn sich trotz einer Umstellung der inneren und äusseren Lebens- und Hautpflege nach einigen Tagen bis zu einem Monat nichts verändert hat (nach 28 Tagen hat sich die Oberhaut erneuert), obwohl Pflege, Lebensgewohnheit und Ernährung zu 80 % konsequent verändert wurden, so empfehle ich wärmstens, einen naturheilkundlichen Experten zu Rate zu ziehen. Ändere die Dinge, solange sie klein sind.

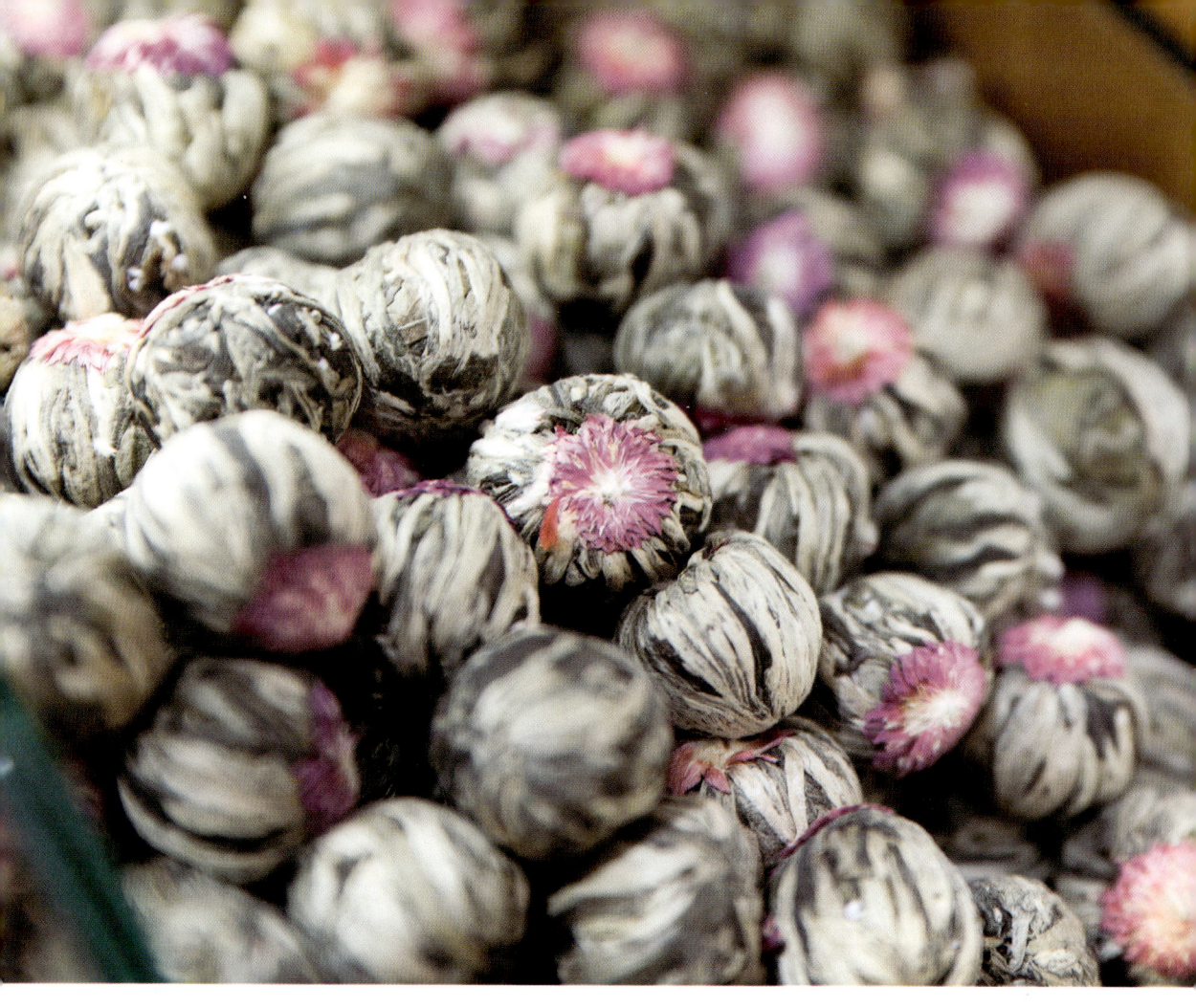

Die Haut ist unser größtes Organ und reagiert auf äußere Einflüsse genauso wie auf komplexe innere Vorgänge. Als wichtiges Entgiftungsorgan des menschlichen Körpers hat sie das Beste verdient.

Schmiere dir nichts auf die Haut, was du nicht auch essen würdest!

Paraffine werden in Kosmetika oft verwendet. Sie sind gesättigte Kohlenwasserstoffe und Abfallprodukte der Erdölindustrie. Meist stellen sie einen enorm preiswerten Ersatz für hochwertige pflanzliche Öle dar. Paraffin bildet aber auf der Haut einen wasserundurchlässigen Film, der die Feuchtigkeit einschließt. Einen Pflegeeffekt hat es jedoch nicht, denn dieser Film verhindert die Eigenregeneration der Haut und kann dadurch auf Dauer sogar den Säureschutzmantel der Haut schädigen. Die Feuchtigkeit zieht nämlich nicht in die tieferen Hautschichten ein, sondern wird lediglich in der obersten Hautschicht eingeschlossen. Sobald die Haut gereinigt wird, verdunstet die Feuchtigkeit schnell. Das Ergebnis: Die Haut fühlt sich trockener an als zuvor. Der Ölfilm auf der Haut hat aber noch weitere Auswirkungen: Da überschüssiger Talg nicht mehr abfließen kann, können leicht Hautunreinheiten entstehen.

Paraffine begegnen uns unter vielen verschiedenen Namen, zum Beispiel als:

Hydrogenated Microcrystalline Wax, Ozokerit, Ceresin, Diisopropyl Adipate, Mineral Spirits, Paraffinum Liquidum, Isoparaffin, Mineral Oil, Petrolatum, Vaseline, Paraffinum-Subliquidum, Cera Microcristallina und so weiter.

(Quelle: Giftcocktail Körperpflege, Marion Schimmelpfennig)

Eine ausführliche Analyse deiner Kosmetika kannst du auf der Seite www.cosmeticanalysis.com durchführen. Dort gibst du den Namen deines eingekauften Pflegeprodukts ein und siehst, welche Inhaltsstoffe es enthält, was sie genau sind und wie sie wirken.

Als Beispiel möchte ich dir eine Möglichkeit aufzeigen, mit puren Nähr- und Wirkstoffen die Haut zu reinigen und auch gleich als Maske etwas länger auf der Haut zu lassen:

Cleopatra-Gesichtsreinigung

(aus „Grüne Kosmetik" von Gabriela Nedoma, Freya Verlag)

1 Anwendung, Zubereitung 3 Minuten

Cleopatra reinigte ihre Haut mehrmals am Tag und verwendete dafür frische Gurken, Honig oder Erde. Alle diese Zutaten spenden der Haut Nährstoffe und Feuchtigkeit, machen sie besonders zart und frisch. Ein Schönheitsgeheimnis ist diese nährende Reinigungslotion, die der Haut Spannkraft und Frische verleiht.

- 50 g Gurke
- 1 EL Quark
- ½ TL Honig
- ¼ TL Hefe

strafft und erfrischt die Haut

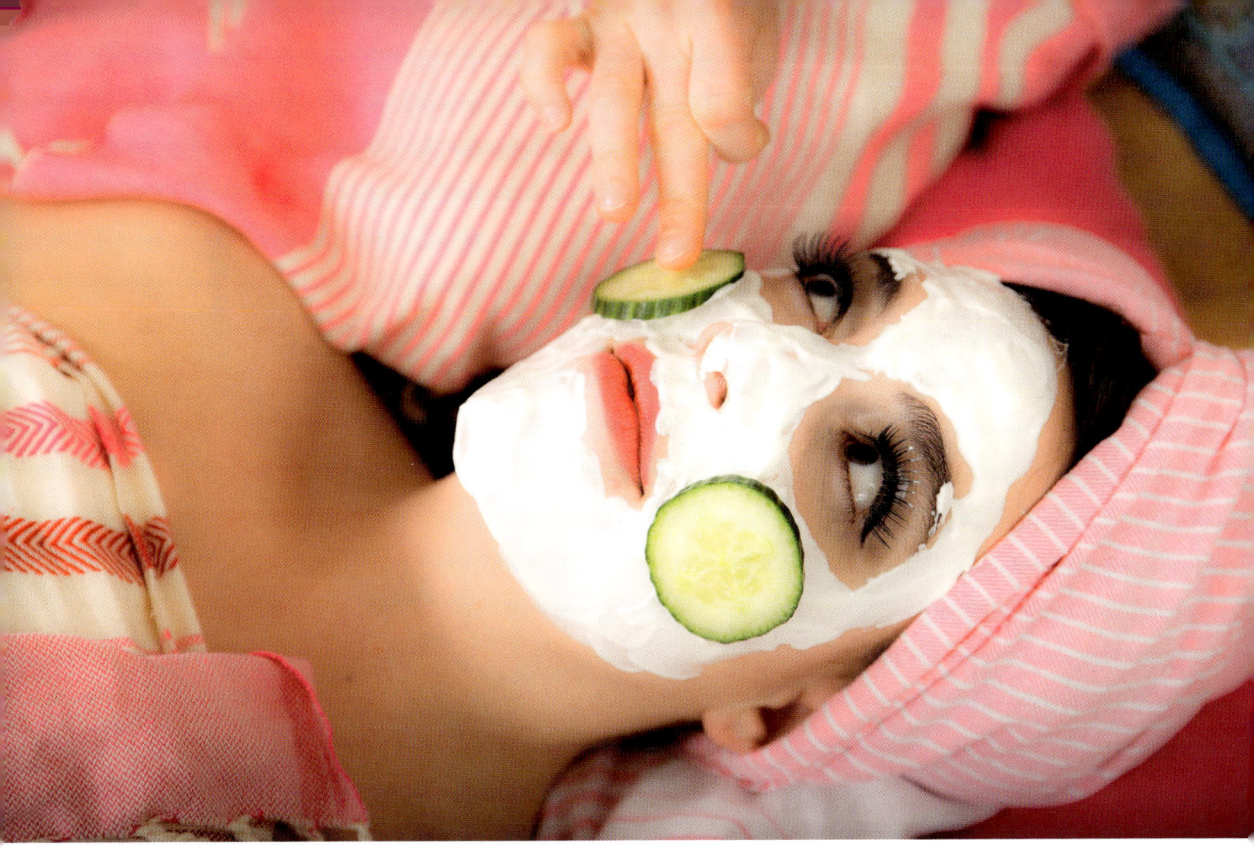

1. Gurke mit Schale fein reiben oder im Mixer pürieren, den Saft durch ein Feinsieb abseihen, Rückstand gut auspressen.
2. Gurkensaft mit Quark, Hefe und Honig vermischen und sofort verwenden.
3. Gut in die Haut einmassieren, kurz einwirken lassen, danach abspülen.
4. Sofort zu verwenden. Als Reinigung oder Maske.

Joghurt und Quark haben einen „chemischen" Peeleffekt durch die Milchsäure.

ÖLE ZUR HAUTPFLEGE

Tut es euch an und ölt euch. Nicht die letzte Ölung, aber vielleicht die erste?

Pflanzliche Öle sind pure und hochpotente Wirkstoffe. Während wir bei einem chemisch hergestellten Produkt mit 1 % Arganöl angelockt werden, haben wir hier reinstes Gold vor uns. In unendlichen Varianten helfen die edlen Substanzen unserer gesunden Schönheit.

Je nachdem, welche Wirkung du bezwecken möchtest, mischst du dir dein momentanes Wunschöl in einer kleinen Flasche selber zusammen und passt es jeweils den gegebenen Umständen frisch an. Man kann es mit ätherischen Ölen ergänzen, die weitere Wirkungen und Düfte schenken.

Öle eignen sich als Pflegemittel von Kopf bis Fuß und sind innerlich und äußerlich angewandt eine Wohltat: Olivenöl als nährende Haarmaske, gemischt mit einem Eigelb, Arganöl pur für die Haarspitzen als glänzendes Finish, Rizinusöl als Tiefenreinigung fürs Gesicht, Mandelöl zum Abschminken, Granatapfelkernöl als verjüngendes Gesichtspflegeöl, gereiftes Sesamöl fürs entgiftendes Ölziehen über den Mundraum oder für die ayurvedische Abhyanga-Massage, den täglichen Esslöffel Leinöl für Hirn und Verdauung, Jojobaöl zur täglichen Hautpflege nach der Dusche …

Die Liste ließe sich über mehrere Seiten fortführen. Die Auswahlmöglichkeit aus zahlreichen Pflanzen ist riesig, so rein ist Kosmetik nur vor der Weiterverarbeitung.

Hochwertige Öle gehören wohl zu den reichhaltigsten Geschenken der Natur. Sie werden aus Samen oder Kernen gewonnen und wenn man bedenkt, wie viele davon für einen Tropfen Öl gebraucht werden … Damit hast du die Essenz der Pflanze zur Verfügung.

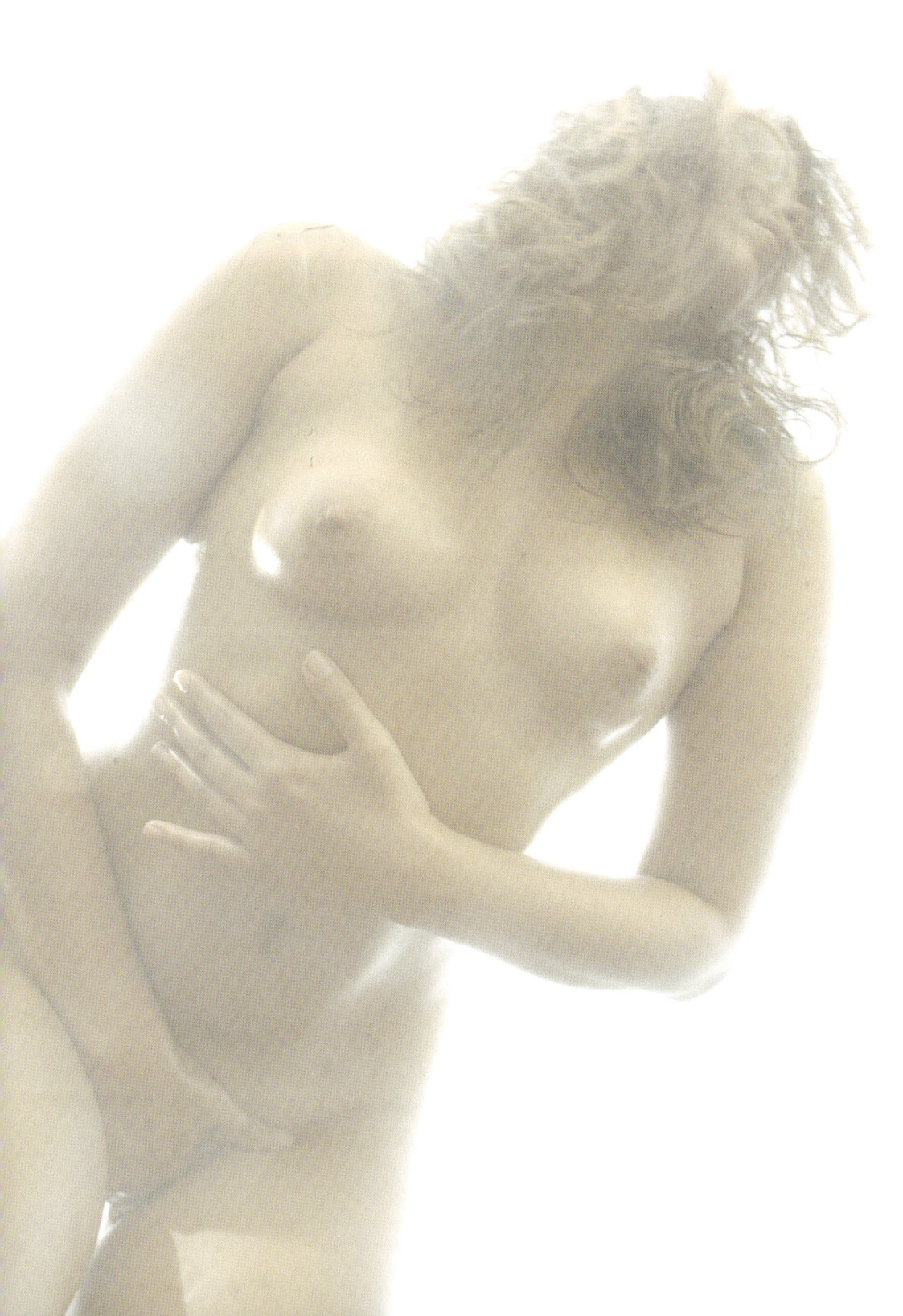

Für die Sugaring-Pflege benutzt du dein Körperöl nach dem Duschen auf der noch feuchten Haut, du brauchst wenig von der Kostbarkeit und das Öl zieht schnell ein. So kannst du es täglich benutzen, auch wenn du sehr beschäftigt bist. Es geht schneller als Bodylotion, und die Haut ist besser genährt. Nachher einfach in deinen Bademantel schlüpfen, Haare machen, Zähne putzen und schwups in die Kleider. Oder die Haut sanft trocken tupfen.

PEELING VOR DEM SUGARING

Deine Haut ist nun also mit reinen Naturprodukten orientalisch gepflegt. Am Tag vor dem Sugaring kommt nun noch das rituelle Peeling dazu, und zwar nicht irgendeines aus der Tube, sondern aus deiner eigenen Muskelkraft. Die feuchte Wärme des Hamam und der orientalische Peelinghandschuh sind dabei deine Verbündeten.

Auf Peelingprodukte, bestehend aus Mineralöl plus Sand-, Salz- oder Plastikkörnern, ist an den mit Zuckerpaste zu enthaarenden Körperstellen zu verzichten, insbesondere in der Woche vor dem Sugaring. Das oft enthaltene Paraffin verschlechtert das Sugaring-Ergebnis, macht Haar und Haut „ungriffig" und ist als Peeling zu ineffizient. Wenn du auf den netten Duft, die verheißungsvolle Verpackung mit der hübschen Dame von der Werbung nicht verzichten möchtest, dann einfach an allen ungezuckerten Körperstellen.

Andere Körnchenpeelings, wenn auch Natur pur, sind für unseren Zweck auch zu wenig tiefgehend und daher zu einem anderen Zeitpunkt und Zweck einzusetzen. Es gibt wunderbare hausgemachte Scrubs aus Meersalz, Zucker, Olivenöl, Kokosfett, gemahlenen Adzukibohnen, Mandelmehl, Hafermehl, Kichererbsenmehl, ergänzt durch Kräuter und deren Essenzen. Oder dann die natürlichen chemisch wirkenden Peelings, welche durch Enzyme oder Milch- bzw. Fruchtsäuren für eine strahlende Haut sorgen. Den Möglichkeiten sind hier kaum Grenzen gesetzt.

Doch um Haut und Haar auf das Sugaring vorzubereiten, ist das orientalische Peeling absolut top und bisher unerreichbar!

Du findest es in Istanbul an fast jeder Ecke. Wie dieses Wunderding angewendet wird, entscheidet sehr über den Peelingeffekt. Unwichtiger, im Vergleich zur richtigen Anwendung, ist die Feinheit des gewobenen Stoffes. Es geht beim orientalischen Peeling um den mechanischen Effekt. Zarte oder grobe Webstoffe werden zwar ab und zu speziell fürs Gesicht oder empfindliche Haut verkauft, wenn jedoch die Haut gut aufgeweicht ist, was sowieso unerlässlich ist, spielt es meiner Ansicht nach absolut keine Rolle, welchen Grobheitsgrad das Gewebe des Peelinghandschuhs aufweist.

Das Einweichen der Haut ist für den Peelingeffekt essenziell, nach einer kurzen Dusche wirkt das Abreiben mit dem groben Stoff zwar anregend und durchblutungsfördernd, zeigt jedoch nicht sein ganzes Potential. Ob das Peeling funktioniert, erkennt man leicht an der abgeriebenen alten Haut, die sich wie beim Radieren mit einem Gummi in kleine Ribbelchen rollt. Nicht an jeder Körperstelle geht gleich viel alte Haut weg. Keep on peeling! Und falls du deinen Körper mit Paraffinhaltigem wäschst oder einreibst, kann es sein, dass die Haut so abgedichtet ist, dass der Peelingeffekt gar nicht eintritt. Dann einige Wochen absetzen und nochmals probieren.

Ablauf des Peelings:

1. Nimm ein mindestens 30-minütiges Bad mit Meersalz oder Basensalz angereichert.
   Totes-Meer-Salz ist reich an Mineralstoffen wie Magnesium, Natrium, Calcium, Kalium und Spurenelementen und hilft, alte Haut abzustoßen. Basensalz gleicht den Säure-Basenhaushalt aus, wirkt entschlackend und hinterlässt eine traumhaft gepflegte Haut.

2. Peele mit dem orientalischen Peelinghandschuh. Reibe herzhaft jede Körperstelle. Keine Kreise, einfach hin und her. Bis sich die abgestorbene Haut löst. Härchen werden befreit, alter Dreck geht weg. Die Schlange häutet sich. Ein zartereres und sauberes Du entsteigt der dampfigen Wanne.

3. Dusche dich ab. Jetzt auch gerne kühl. Und erst jetzt. Vorher sollten sich die Poren öffnen.

4. Trage jetzt das gewünschte Öl auf die noch feuchte Haut auf, nochmals ein erfrischend kurzer Wasserstrahl und in den vorgewärmten Bademantel schlüpfen. Oder die Haut sanft trocken tupfen.

Traumhaft zarte Haut wie aus 1001 Nacht nennst du nun dein.

ALS MECHANISCHE PEELINGS GELTEN:

Cremen, Seifen und Öle mit gemahlenen Mandeln, Sandkörnchen, Tapiokakügelchen, Mohnsamen, gemahlenen Pfirsichkernsamen, gemahlenen Adzuki-Bohnen, Olivenöl mit Zucker oder Salz, alle Produkte aus der Luffagurke, gewobene Stoffe wie der Kese und andere geflochtene Hilfsmittel wie der Sisal-Handschuh (Faser aus der Sisal-Agave).

Bürsten, die für Trockenbürstungen verwendet werden, peelen auch leicht die obersten alten Hautschüppchen weg, jedoch sind diese eher für die Anregung der Lymphe, Durchblutung und daher zur Ausscheidung und Reinigung von inneren Körperabfallstoffen gedacht. (Wir kennen dies aus der Säure-Basen-Lehre.)

Sugar Scrub

Ein edles Peeling für zwischen den Sugarings, welches meine Tochter sehr liebt, ist der Sugar Scrub. Er ist zu wenig intensiv und zu ölig, um die Haut auf das Sugaring vorzubereiten, da ist das Peeling mit dem türkischen Hamamhandschuh einmalig, doch für das schöne Strahlen der Haut und die durchblutende Pflege zwischendurch ist es ein Traum und in unterschiedlichsten Varianten einfach selbst herzustellen.

Man nehme:

- Eine Portion Öl nach Wahl, Olivenöl, Jojoba- oder Mandelöl zum Beispiel
- Kokosfett, etwas mehr als Öl
- Zucker, so viel dass die ganze Mischung eine gut zu verteilende Masse ergibt
- Ätherisches Öl kann zur Beduftung und Wirkungserweiterung zugefügt werden
- Alles in einem Gefäß herzhaft durchmischen und zur Aufbewahrung in einem Konfitürenglas verschließen.

❯ In die feuchte Haut einmassieren, aufs Gesicht und gerne auf den ganzen Körper. ❯ Danach abduschen oder mit einem feuchten Lappen abnehmen.

CHEMISCHE PEELINGS

Mit chemischem Peeling ist gemeint, wenn Wirkstoffe peelen, wie zum Beispiel die Milchsäure in Magerquark und Naturjoghurt, Enzyme aus Papaya, Fruchtsäuren aus der Zitrone und viele andere auch künstlich hergestellte Wirkstoffe. Für die starken chemischen Peelings beim Dermatologen werden zum Beispiel Fruchtsäuren (AHA) und Essigsäure (Tricholor), teils hochdosiert, verwendet.

Hier eine Kombination aus chemischem und mechanischem Peeling für deine Haut aus deiner Küche zum Sofort-Ausprobieren:

Papaya-Enzympeeling

(aus: Das Ayurveda-Praxisbuch für Frauen, Kerstin Rosenberg)

❯ Papaya pürieren, etwas weiße Tonerde hinzumischen, auf die Haut geben, einwirken lassen und mit einem Peelingeffekt abrubbeln. ❯ Dies ist für Gesicht und/oder den ganzen Körper eine erfrischende, aufbauende und glättende Verjüngungskur. ❯ Statt Papaya kann auch Ananassaft verwendet werden. ❯ Falls Bedenken bezüglich der Verträglichkeit bestehen, können die Früchte und Säfte auch eingekocht werden.

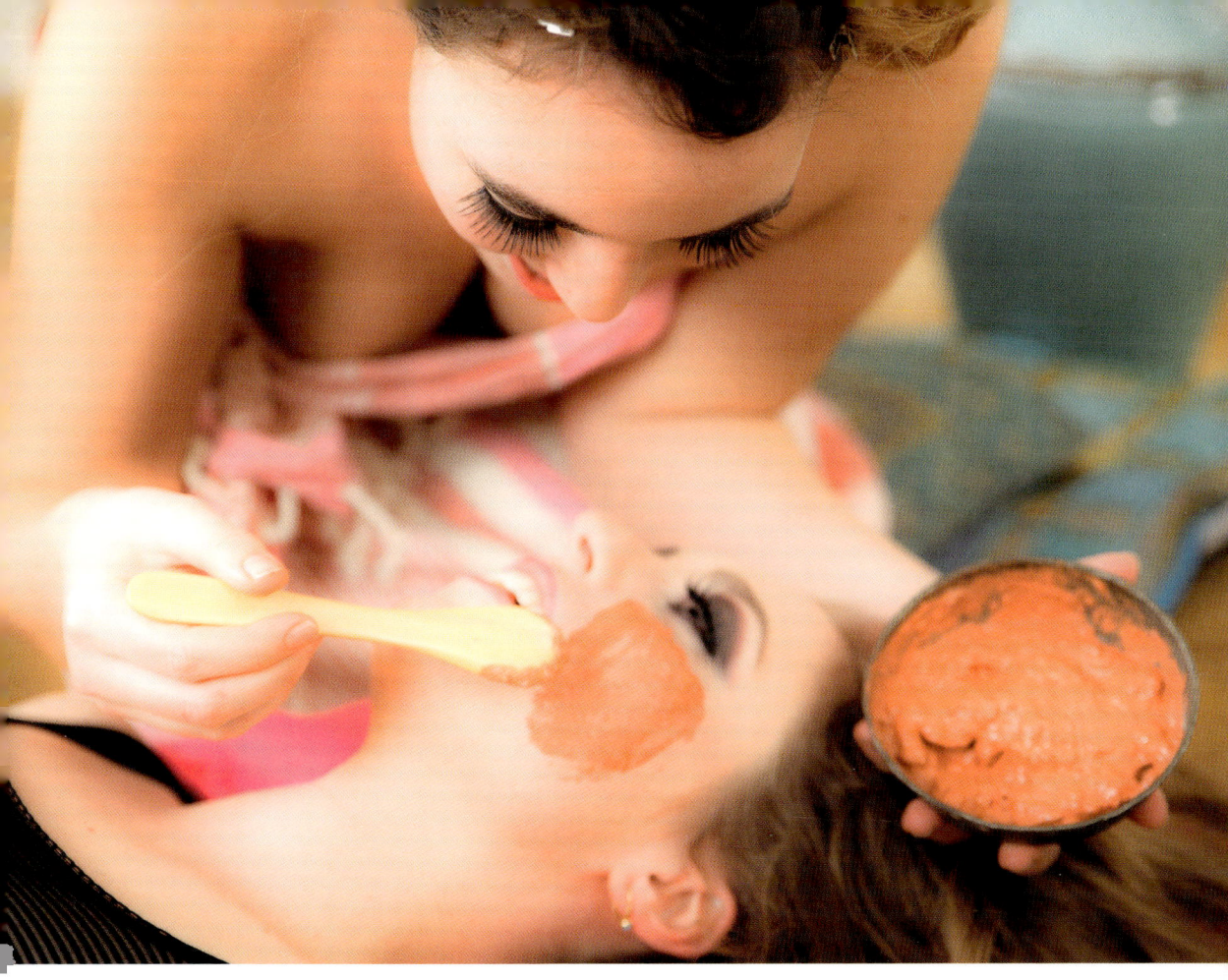

❯ Alle Masken und Packungen für zirka zehn Minuten auf dem Gesicht einwirken lassen und anschliessend mit einer Kompresse, klarem Wasser und etwas Tonikum abnehmen und nachreinigen. ❯ Je nach Hauttyp Rosenwasser, Orangenblütenwasser oder Hamamelis.

SUGARING UND HAMAM

Für das Sugaring ist der Hamam die perfekte Ergänzung. Ich liebe es, während der Zeit, wenn die Haare beginnen rauszuwachsen, in den Hamam zu gehen. Und dann nochmals nach meinen Tagen. Ein neues Leben beginnt jedes Mal. Mit einem Hamambesuch den alten Zyklus abschließen, Haut und Haare auf das kommende Sugaring vorbereiten.

Somit ist man zwei Mal im Monat im Hamam, was für europäische Verhältnisse oft ist, für den orientalischen Lifestyle kannst du wöchentlich hingehen. Mal ausgedehnter mit Freundinnen und Töchtern und Mezze, mal mit einer Massage und das andere Mal allein mit dir und dem türkischen Kaffee.

DER HAMAM

Das orientalische Dampfbad. Gemeinschafts-Waschraum, oft in der Nähe einer Moschee. Heute als Wellness-Oase bekannt.

Ort der Reinigung. Ort des Schmutzes. Ort der Sinnlichkeit. Hier küsst mich die Muse, hier vergesse ich alles. Auf dem großen warmen Nabelstein im nassen Tuch. Du trägst mich, du empfängst mich. Ich löse mich auf …

Der Hamam ist ein orientalisches Dampfbad, welches in islamischen Ländern seinen festen Platz hat. Oder viel mehr hatte. Denn die jungen Türken in Istanbul schauten mich mit großen Augen an, wenn ich mich als Hamamliebhaberin zeigte. „Im Hamam ist es viel zu heiß" und „Hast du kein Badezimmer?", „Warum gehst du in den Hamam?", tönte es oft.

Dennoch, die Hamams in Istanbul sind zahlreich, Galatasaray, Üsküdar, Cemberlitas, Çapanoğlu, um nur einige Standorte zu nennen. Dabei gibt es große Unterschiede von der Ausstattung, der Aufteilung der Räume, der gesamten Größe her. Einige Hamams bieten dieselben Räume zu unterschiedlichen Tageszeiten oder an wechselnden Wochentagen für Damen und Herren getrennt an.

Traditionell sind Hamambesuche von Frau und Mann nämlich strikt getrennt.

Babys und Kleinkinder gehen in Tunesien mit den Müttern mit, auch wenn es Buben sind. Tijani erzählte mir, ab wann der Junge mit den Männern ins Hamam geht, entscheidet sein Verhalten. Schaut er verstohlen nach den nackten Frauenkörpern und deren geheimen Stellen und bemerken die weiblichen Badegäste, dass das Kind sich vom Neutrum zum anderen Geschlecht entwickelt, geht der Junge von diesem Tag an sofort mit den Männern ins Badehaus.

Früher ersetzte der Hamam das heimische Bad, das nicht jede Familie zu Hause hatte. Besuche im Hamam sind auch an rituelle Handlungen gebunden: vor dem Beten in der Moschee, vor der Hochzeit, nach der Menstruation, nach der Geburt.

Hamam ist rituelle Reinigung, innen wie außen.
Hamam ist Entspannung.
Hamam ist Meditation.
Hamam ist Körperpflege par excellence.
Hamam ist Hingabe.
Hamam ist, sich der Verbindung zur Quelle erinnern.
Hamam ist manchmal ruhig und manchmal laut.
Hamam ist Kommunikation.
Hamam ist meine Liebe.
Hamam ist Menschsein, ist Nacktsein.
Hamam ist Nahrung und Reinigung zugleich.

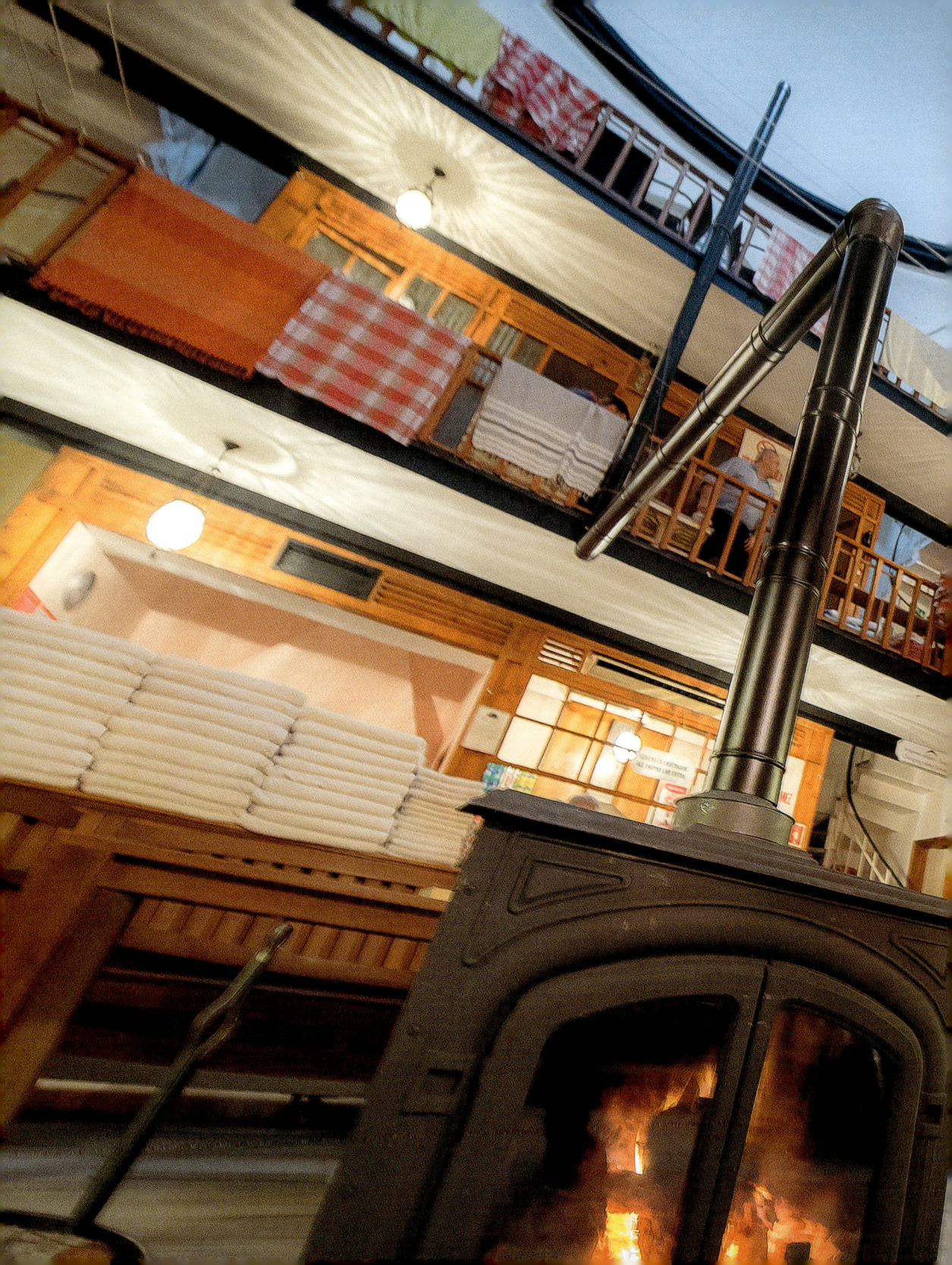

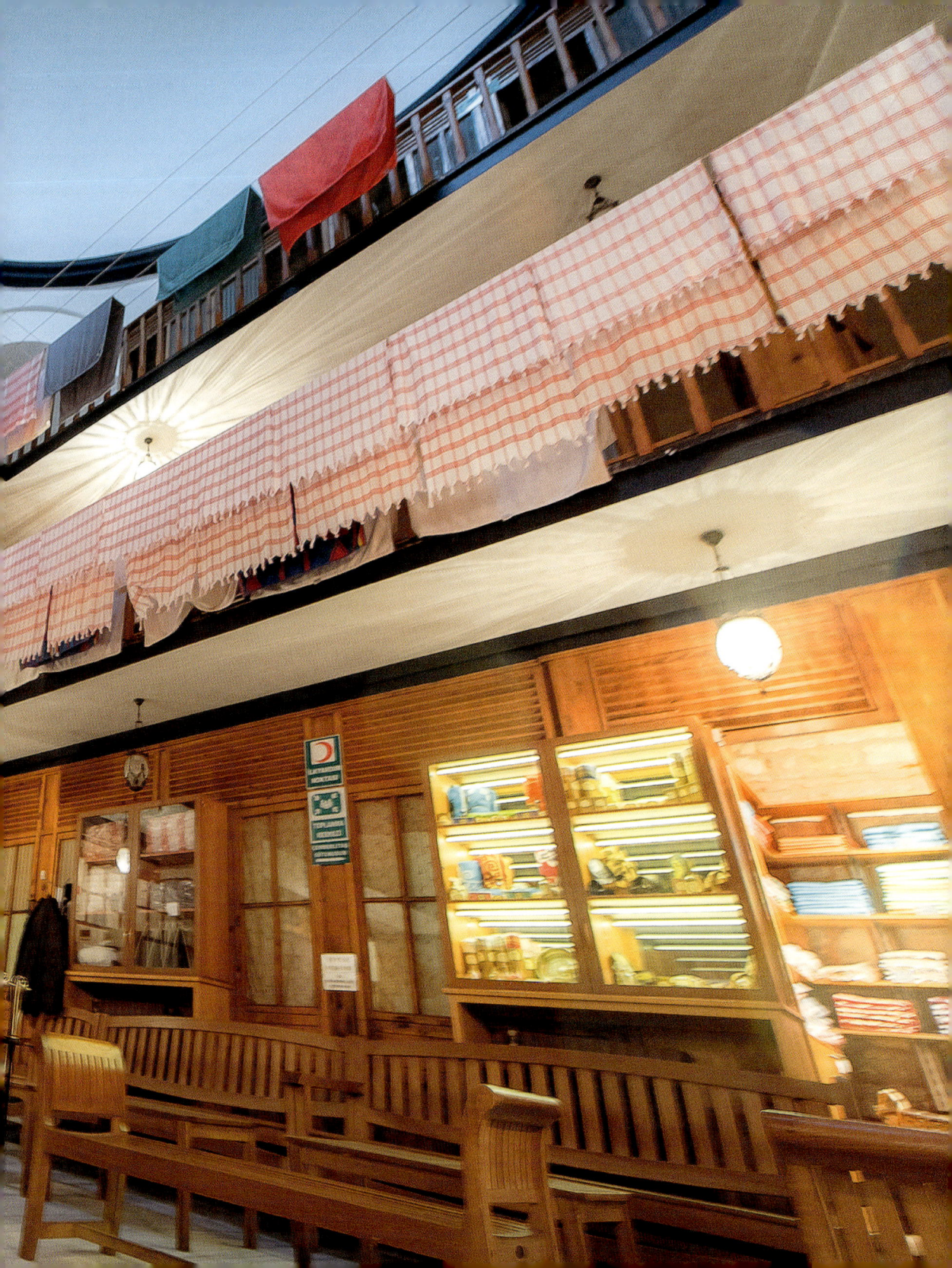

In Istanbul, Üsküdar, sah ich Frauen mit kleinen Plastiksäcken im Hamam. Darin waren Bimsstein, Gesichtsmaske, Shampoo, Kese und was frau sonst noch so braucht zur Körperpflege. Eine ältere Frau wäscht ihre noch ältere Mutter. Masseurinnen, nur mit Unterhosen bekleidet, waschen und massieren dich gegen Bezahlung auf dem niederen Stein. Wippende Brüste, feucht vom Dampf und Schweiß, so viele Frauen, so viele Leben und Geschichten kreuzen sich hier in der düsteren dampfigen Wärme. In einem Ruheraum ist ein Tisch mit Sitzgelegenheiten, eine Frau raucht eine Zigarette, während sie ihre Biotherm-Gesichtsmaske einwirken lässt. Tradition trifft Moderne. Und ich frage mich, ob, als es unschicklich war, als Frau zu rauchen, hier im Hamam doch heimlich gepafft wurde. Ein geschlossener Raum, eine andere Welt. Nur unter sich sein. Grenzen heben sich auf.

Hamam ist Arbeit. Es wird geschrubbt, dass die Fetzen fliegen, und das bringt jede noch mehr zum Schwitzen. Wenn ich meiner Freundin den Rücken kräftig mit einem orientlischen Peelinghandschuh wasche, tut auch sie mir einen Gefallen, weil ich dabei ins Schwitzen gerate und somit noch mehr schwitze und entgifte und die letzten Sorgen und Eskapaden rausschwemmen kann. Das Sprichwort „Eine Hand wäscht die andere" könnte hier entstanden sein.

Hier wirst du richtig sauber, nicht so wie unter deiner heimischen Dusche. Selbst wenn du täglich duschst, erlangst du niemals diese körperliche und geistige Sauberkeit. Daher ist gerade auch im Sommer der regelmäßige Hamambesuch unerlässlich. Wer sich bräunen möchte, erhält hier das beste Peeling, die zarteste und weichste Haut.

Der Ablauf eines Hamambesuchs unterscheidet sich je nach Kultur und Bau des Hamams.

Den kleinsten Hamam aller Zeiten habe ich in den Bergen von Marokko bei einer Berberfamilie auf der Terrasse gesehen. Ein Bau aus Lehm. Gerade mal ein Mensch hat darin knapp Platz, wenn er sich duckt. Ein ovaler Eingang, von einem Tuch bedeckt. Von außen wird Feuer gemacht, sodass es innen warm und dampfend wird. Sieht aus wie ein Lehmei und du entschlüpfst sauber und rein.

Das erste Mal im Hamam kann einen etwas verwirrt zurücklassen. Was kommt zuerst und wo muss ich wie lange verweilen? Um was geht es hier eigentlich? Komplex und exotisch, kaum zu verstehen erscheint es vielen Erstbesuchern. Verwirrt wellnesst du dich durch den Hamam.

Doch der Weg ist so einfach wie unendlich. Nimm dir also viele Stunden Zeit, um in die Welt des Hamams einzutauchen.

Der Ablauf im Hamam kann auf drei einfache Punkte reduziert werden:

Aufwärmen. Reinigen. Ruhen.

Wenn du diesen drei Schritten folgst, kannst du dich ganz von deinem inneren Gefühl leiten lassen. Dich treiben lassen. Alles Äußere ausatmen, vergessen und auf dein Inneres horchen, Inspiration einatmen.

Wichtig zu wissen: Alles im Hamam ist warm. Du übergießt dich mit warmem Wasser und orientierst dich dabei an der Raumtemperatur. Die Poren sollen sich öffnen. Langsames Aufwärmen, Waschen, Ruhen und langsames Auskühlen. Die Haut wird warm und entschlackt, die Poren sind geöffnet, wunderbar vorbereitet für die Mineralstoffe des Rhassouls (marokkanische Heilerde) und danach die Ölanwendungen oder Massagen.

1. SCHRITT: AUFWÄRMEN

Aufwärmen und die Haut aufweichen ist die wichtigste Vorbereitung auf die Reinigung. Du kannst das wahlweise auf dem warmen Nabelstein liegend tun, im Dampfbad, in der Sauna oder im Wasserbecken. Dein Tuch, womit du deine Nacktheit bedeckst, ist ab Eintritt in den Nassbereich nass. Du begießt dich und deine Begleitung mit warmem Wasser, das wärmer als die Raumtemperatur sein soll. Es ist ein langsames Aufwärmen, stetig sich bis zum Höhepunkt der Reinigung steigernd, danach erst ein sanftes Abkühlen und Nachschwitzen im Ruheraum. Sanfter für den Kreislauf als das Heiß-Kalt der Saunagänge. Wenn du mit den Fingern an deiner Haut reibst und sich alte Haut löst, bist du bereit für die Reinigung.

2. SCHRITT: REINIGUNG

Du reibst deine Haut kräftig mit einem orientalischen Peelinghandschuh ab, türkisch Kese genannt (Kesse gesprochen, wenn du es Keese oder Käse aussprichst, zauberst du ein Lachen auf türkische Gesichter, auch schön).

Je nach Kultur und Badehaus kommt die Savon Noir, eine Olivenölseifenpaste, vor dem Peeling mit dem Handschuh zum Zug oder erst danach. Mit Wasser vermischt, ergibt sich eine milchige Lauge.

a) Falls vorher, die seifige Olivenölpaste mittels Peelinghandschuh auf den ganzen Körper auftragen und im warmen
Raum auf der Haut einwirken lassen. Nach sieben Minuten mit sehr warmem Wasser abspülen und jetzt mit aus-
gewrungenem Handschuh kräftig den ganzen Körper abreiben, bis sich alle alte Haut gelöst hat. Dann den Körper
wieder mit warmem Wasser abgießen.

b) Falls danach, wird der ganze Körper nur mit dem Kese kräftig abgerieben und erst wenn er von der alten Haut befreit
ist, kommt die Seifenpaste dran. Du seifst jetzt den ganzen
Körper ein und gießt dich danach mit warmem Wasser ab.

Savon Noir

Im Souk von Marrakesch wird die Seifenpaste offen angeboten.
Auf der Place des épices in Marrakesch wirst du an jeder Ecke
fündig. Zum täglichen Waschen ist auch eine Olivenöl-Stücksei-
fe sehr zu empfehlen. Ergiebig, pur und pflegend. Und hast du
gewusst, dass diese nach der Herstellung mindestens sechs Monate lagert, bevor sie gebraucht wird?

Nun kommt die Ganzkörpermaske mit dem Rhassoul. Klärend,
entgiftend und nährend zugleich. Als letzter Reinigungsschritt,
danach kein Peelen und Waschen mehr, nur noch Wasser!

Rhassoul

Rhassoul ist eine Heilerde, welche äußerlich angewendet wahre
Wunder vollbringt. Auch bekannt unter den Namen Ghassoul,
Lavaerde, Heilerde, Tonerde.

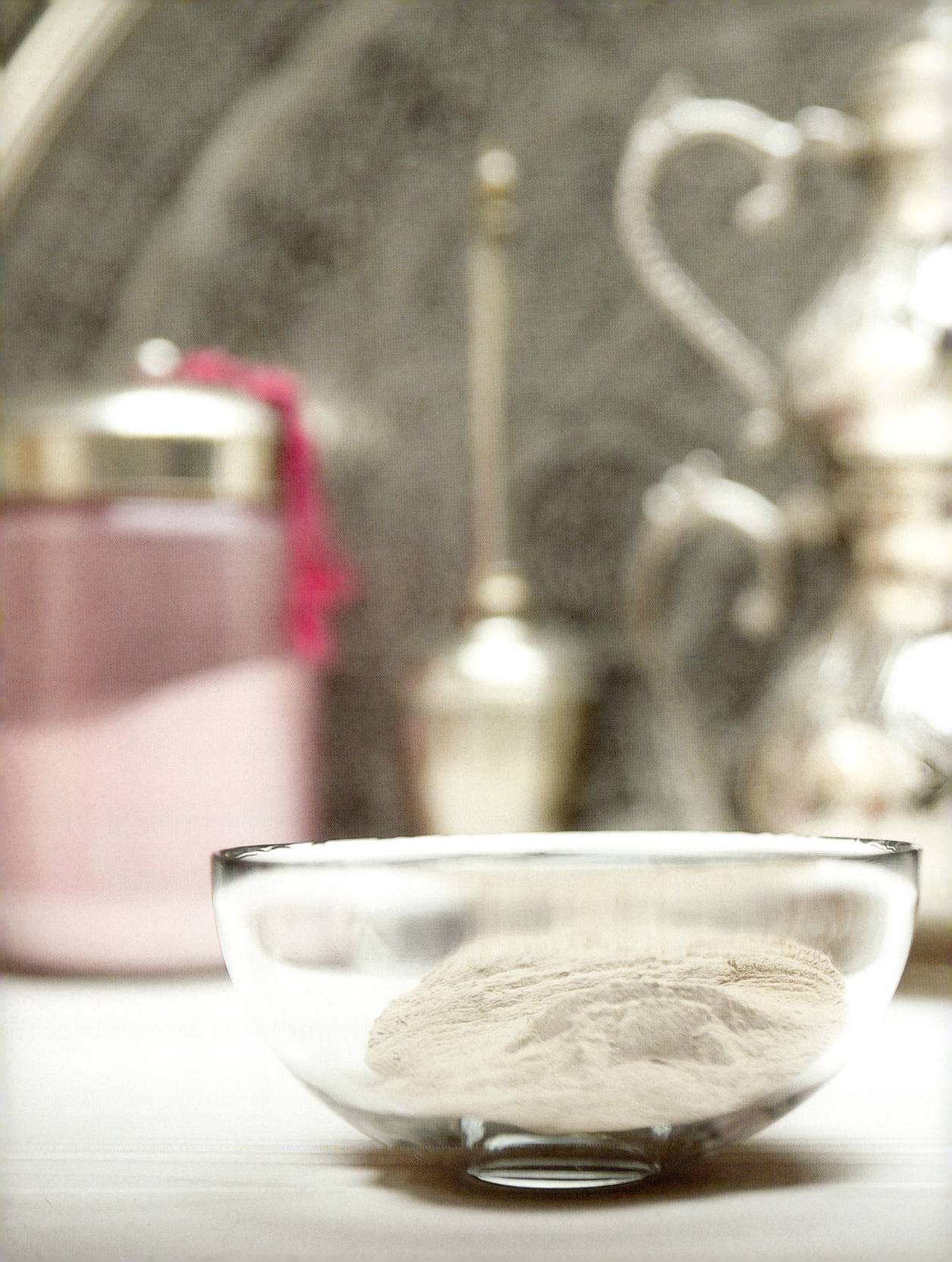

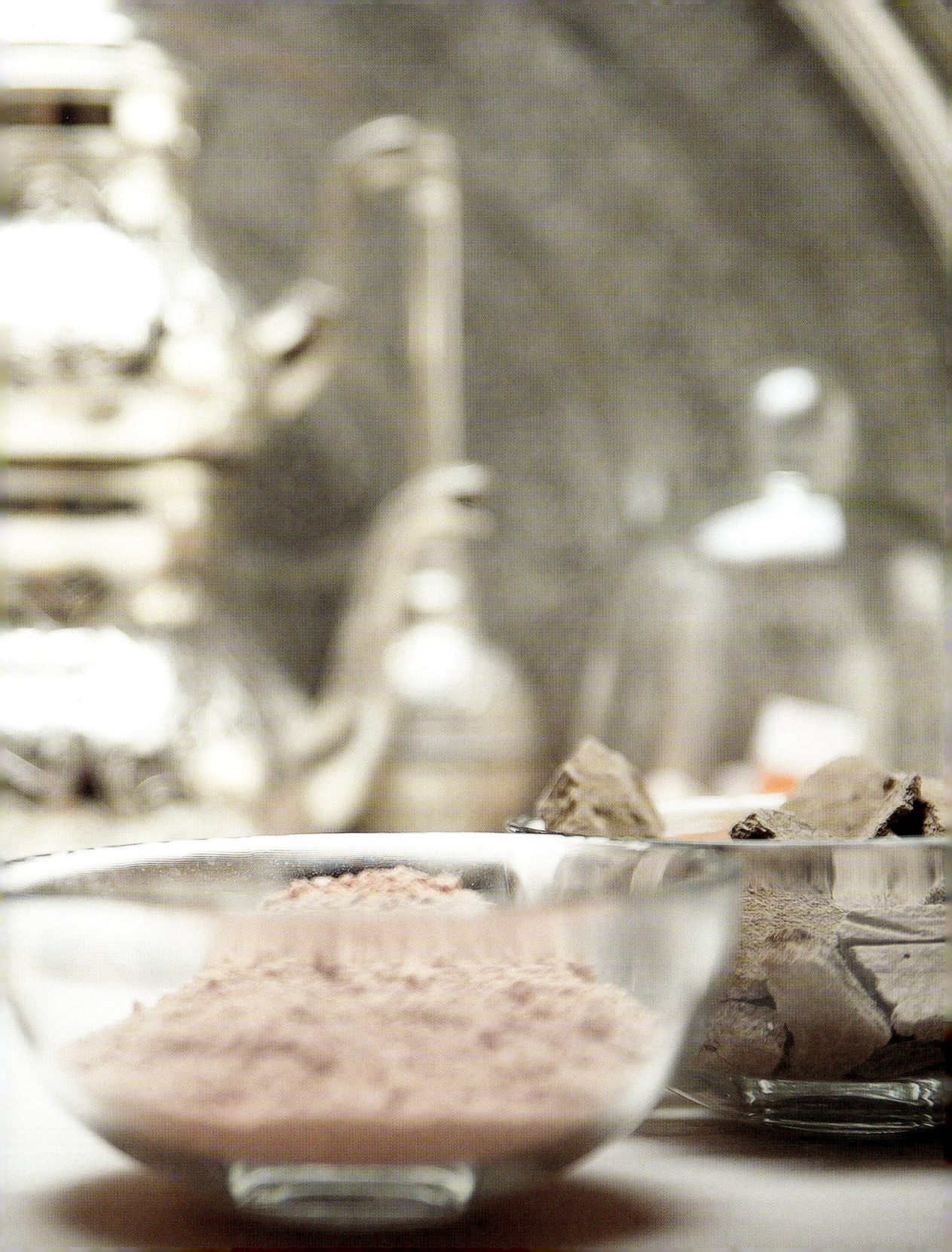

Mit Erde sich zu bemalen oder zu heilen ist wohl eine der archaischsten Handlungen in der Kosmetik. Man denke an die Bilder der Luisa Francia, wie sie lehmbemalt weibliche Rituale zaubertanzt.

Diese Erde enthält zahlreiche Mineralstoffe, welche die Haut nähren, und zieht gleichzeitig wie ein Löschblatt Giftstoffe aus der Haut und klärt sie porentief.

Was gibt es Göttlicheres, als nach einem ausgedehnten Dampfbad und der Reinigung mit einem Peelinghandschuh sich eine Ganzkörpermaske mit gesunder Erde zu gönnen … Täglich zur Waschung von Haut und Haar wärmstens empfohlen.

Auch innerlich ist diese Erde ein heiliger Reiniger. Es wird täglich etwa ein Teelöffel in Wasser aufgeschwemmt und getrunken. Reinigt und wirkt als Nahrungsergänzung.

Und sie ist als Gesichtsmaske für zuhause, angerührt mit zum Beispiel Rosenhydrolat, Granatapfelkernöl, Honig oder was auch immer du gerade brauchst, ein wunderbares Schönheitsmittel. Bei natürlicher Kosmetik ist Gesundheits- und Schönheitspflege nicht zu trennen, eins fließt ins andere und beide ergänzen sich.

3. SCHRITT: RUHEN

Du hast dir den Lehm von den Schultern gewaschen und bist nun reif für den Ruheraum. Ob klein ob groß, ob laut oder leise; dösen, nachschwitzen, viel trinken, Salziges essen, schwatzen, lesen ist jetzt angesagt.

Hier verweilst du mindestens eine weitere halbe Stunde. Und irgendwann wirst du bereit sein aufzustehen, deine warmen Tücher gegen deine Kleider zu tauschen und in die Welt hinauszuschreiten. Sieh sie mit neuen Augen, mit frischem Körper, entspannten Gesichtszügen. Du bist jetzt eine andere.

„wir sind die alten
wir sind die neuen
wir sind die gleichen
stärker als zuvor“

Luisa Francia

Zuckerpaste herstellen

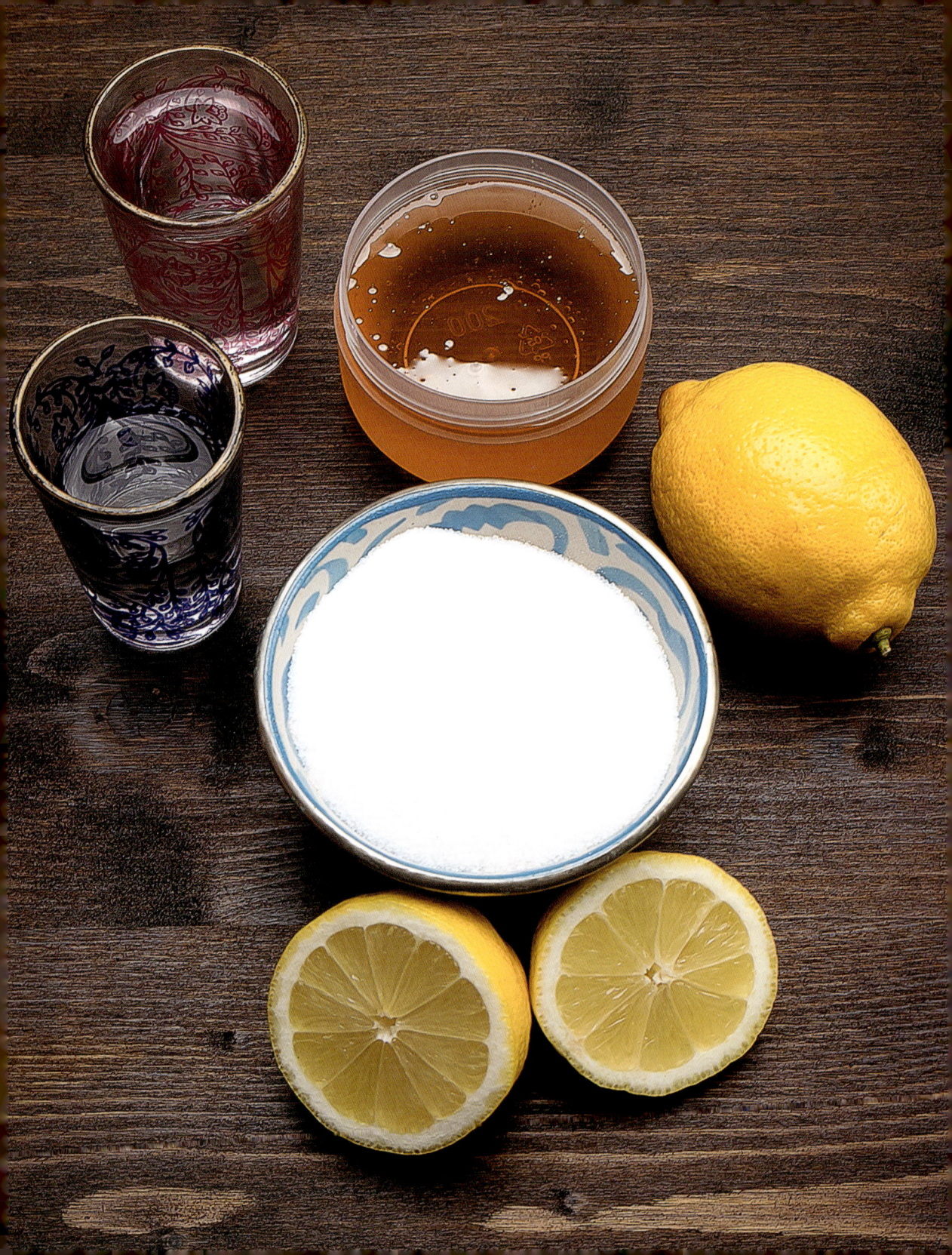

ZUCKERPASTE HERSTELLEN

Zucker. Zitrone. Wasser. Schönheitsmittel. Lebensmittel. Mittel zum Zweck. Hexenzauber. Frauentradition. Versüße dein Leben. Zuckersüß.

„Frauen sind so süß wie Zucker. Und auch so raffiniert."
Zitat von Unbekannt

Die ursprüngliche Zuckerpaste besteht aus 3 Zutaten: Zucker, Zitrone und Wasser.

DER ZUCKER

Als böse angeprangert und doch in fast jedem verarbeiteten Nahrungsmittel drin. Im richtigen Maße und vor allem äußerlich verwendet, ist er jedoch ein wahrer Segen.

Zucker wirkt ...

... süß, ist neutral bis wärmend und lindert akute Schmerzzustände. Wer Zucker nicht nur äußerlich anwenden, sondern auch essen möchte, wähle den Vollwertzucker. Dieser enthält im Gegensatz zum Weißzucker noch Kalzium, Eisen, Vitamin B2 und Niacin.

Zucker wird ...

... aus zahlreichen Pflanzen hergestellt und die Anwendungsgebiete und Wirkungen sind dementsprechend vielfältig. Hier nur eine kleine Aufzählung: Agave, Ahorn, Apfel, Birne, Birke, Dattel, Kokospalme, Mais, Stevia, Zuckerrohr, Zuckerrübe usw.

Der in der Zuckerpaste verwendete Kristallzucker wird aus Zuckerrohr oder Zuckerrüben raffiniert. Das Abfallprodukt des weißen Zuckers ist die an Mineralstoffen sehr wertvolle schwarze Melasse.

DIE ZITRONE

Gerne als Erstes morgens als gesunder Start in den Tag getrunken, hat sie weitreichende Wirkungen auf den ganzen Körper. In der chinesischen Medizin wird sie auch „Die für Frauen geeignete" (Frucht) / „Yimuzi" genannt.

Zitrone wirkt ...

... kühlend und ist sauer. Leicht aufhellend, konservierend, antibakteriell, entzündungshemmend. Zitrone ist reich an Vitamin C, enthält Saccharide, Zitronensäure, Apfelsäure, Neohesperidin, Vitamin B1, B2, Niacin, Kalzium, Phosphor, Eisen etc.

Zitrone wird ...

... der Paste zugefügt wegen ihrer Säure, welche die Saccharose in Fructose und Glucose aufbricht. Wie in der Zuckerbäckerei oder bei der Speiseeis-Herstellung gibt dies der finalen Zuckerpaste die nicht-kristalline Struktur, die gewünschte Viskosität und Konsistenz.

In gewissen Fertigpasten ist Zitronensäure enthalten, welche in Lebensmittelqualität auch zur Sirupherstellung verwendet wird.

DAS WASSER

Lebenselixier und Heilmittel zugleich.

Wasser wirkt ...

... kühlend und ist von neutralem Geschmack. Dieses Lebenselixier ist essenziell für unser Sugaring. Zur Herstellung der Zuckerpaste und auch um danach die Süße vom Körper zu waschen. Was mit warmem Wasser hervorragend geht.

Anja

Seit gut acht Jahren kenne ich Sugaring und habe mich vom ersten Augenblick mit dieser Methode rundum wohlgefühlt. Das für mich Ausschlaggebende an der Zuckerpaste sind die einfache biologische Herstellung sowie die Verträglichkeit für Haut und Haar. Das heißt, für mich sind Rasieren und Wachsen kein Thema mehr. Nach dem Zuckern fühle ich mich wie neu, denn die sanfte Haut gibt mir ein angenehm gepflegtes Gefühl und die Sicherheit, dass nicht in wenigen Tagen harte Borsten nachwachsen, wie bei der Rasur, sondern zögerlich weiche und mit der Zeit weniger Haare! Das Handflicking habe ich selbstständig erlernt, mit unzähligen Zuckerklecksen im Bad, zig aufgeplatzten Blattern an der Hand sowie einigen blauen Flecken, weil ich sie zu wenig rasch weggezogen oder eine zu weiche Paste gemacht habe. Entkrampfter und lockerer ist da mein regelmäßiger Besuch bei OrientalSugaring. Für mich ist es wie ein Friseur-Besuch: Man liegt entspannt, hat gute Gespräche und verlässt anschließend mit einer seidenglatten Haut und einem glücklichen Lächeln das Haus.

Anja, 44, Leitende Funktion, Stadt Zürich, Schweizerin

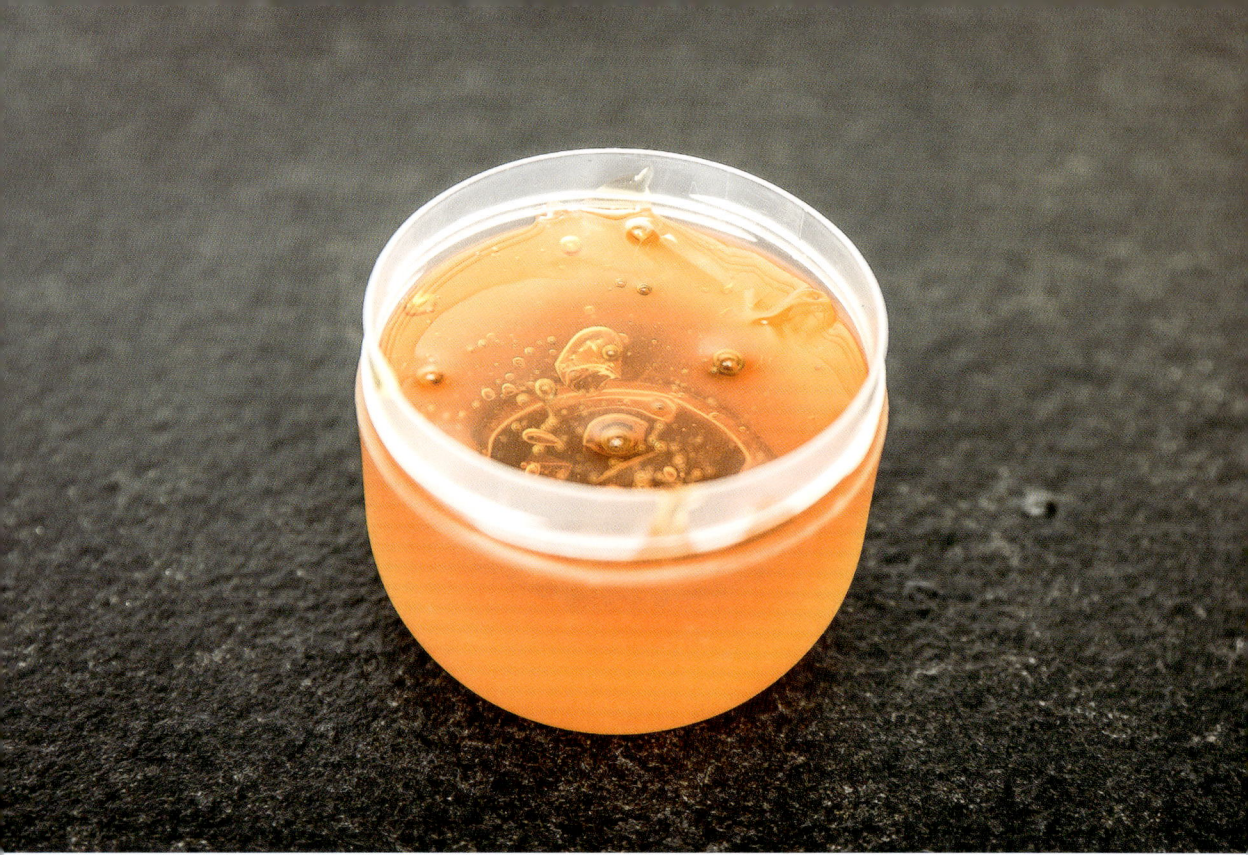

DAS ZUCKERPASTEN-REZEPT
Kochdauer circa 20 Minuten

Zuerst wollte ich hier eine Sammlung von Zuckerpasten-Rezepten aus aller Welt präsentieren. So hättest du die Vielfalt gesehen und experimentieren können. Das Rezept von Fatima, die Zuckerpaste von Aishas Großmutter …

Nun habe ich mich für ein einziges Rezept entschieden. Und zwar für ein Basisrezept, von dem aus du deine eigene passende Paste in der gewünschten Konsistenz kochen kannst. Ich stand viele Stunden am Herd, habe einen Freund und erfahrenen Koch ausgefragt, um dir hier und heute das Geheimnis der optimalen Zuckerpaste zu offenbaren.

Zuckerpaste selbst herzustellen ist so einfach wie komplex. Du hast alle Zutaten in der Küche, es ist günstig und die Zusammensetzung kinderleicht.

Die Schwierigkeit liegt in der Kochdauer, der Temperatur und den eventuellen zusätzlichen Ingredienzen.

Manche hat nicht den Nerv, jedes Mal mit einer etwas anderen Konsistenz überrascht zu werden, und kauft sich die Paste lieber.

Wer sich jedoch an den Herd wagt, taucht tief in die natürliche Kosmetik des Orients ein und kann sich fast überall auf der Welt selbstständig seine eigene Enthaarungspaste herstellen. Meine Schwester hat gerade in Yogjakarta viele kleine Zitrönchen ausgepresst, erfolgreich Zuckerpaste gekocht, sich aus indonesischem Stoff Streifen geschnitten und sich so die Beine enthaart.

Das Zuckergel ist, kühl und trocken gelagert, dank der stark konservierenden und antibakteriellen Eigenschaften des Zuckers und der Säure der Zitrone ewig haltbar.

Essentiell sind das richtige Mengenverhältnis und der Erhitzungsgrad. Dementsprechend verändert sich die Kochdauer. Und die kursierenden Rezeptangaben von Flüssigkeit zu Zucker variieren hier ungemein.

Zucker allein in der Pfanne, ohne Flüssigkeit, karamellisiert, auf hoher Stufe und gerührt, innerhalb kürzester Zeit. Dies ergibt ein sehr hartes Zuckerbonbon. Unmöglich, für ein Sugaring zu benützen.

Viel Wasser dem Karamell zugegeben ergibt braunes Zuckerwasser.

Wie viel Wasser benötigt also eine mittlere Zuckerpaste?

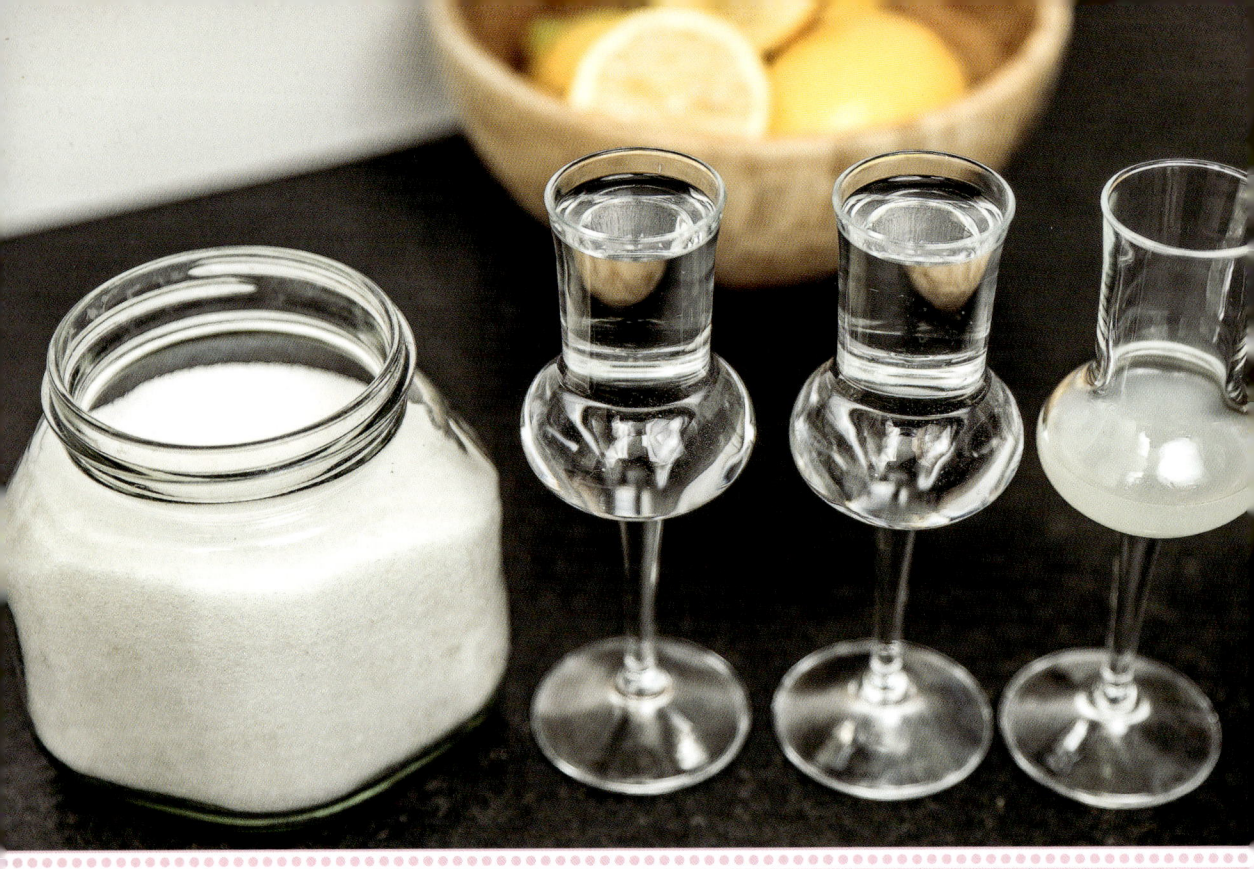

Basisrezeptur Zuckerpaste

(mittlere Konsistenz, ergibt eine schöne, zartgoldene Paste)

- 500 g Zucker
- 150 ml Wasser
- 20 ml Zitronensaft / circa eine halbe Zitrone

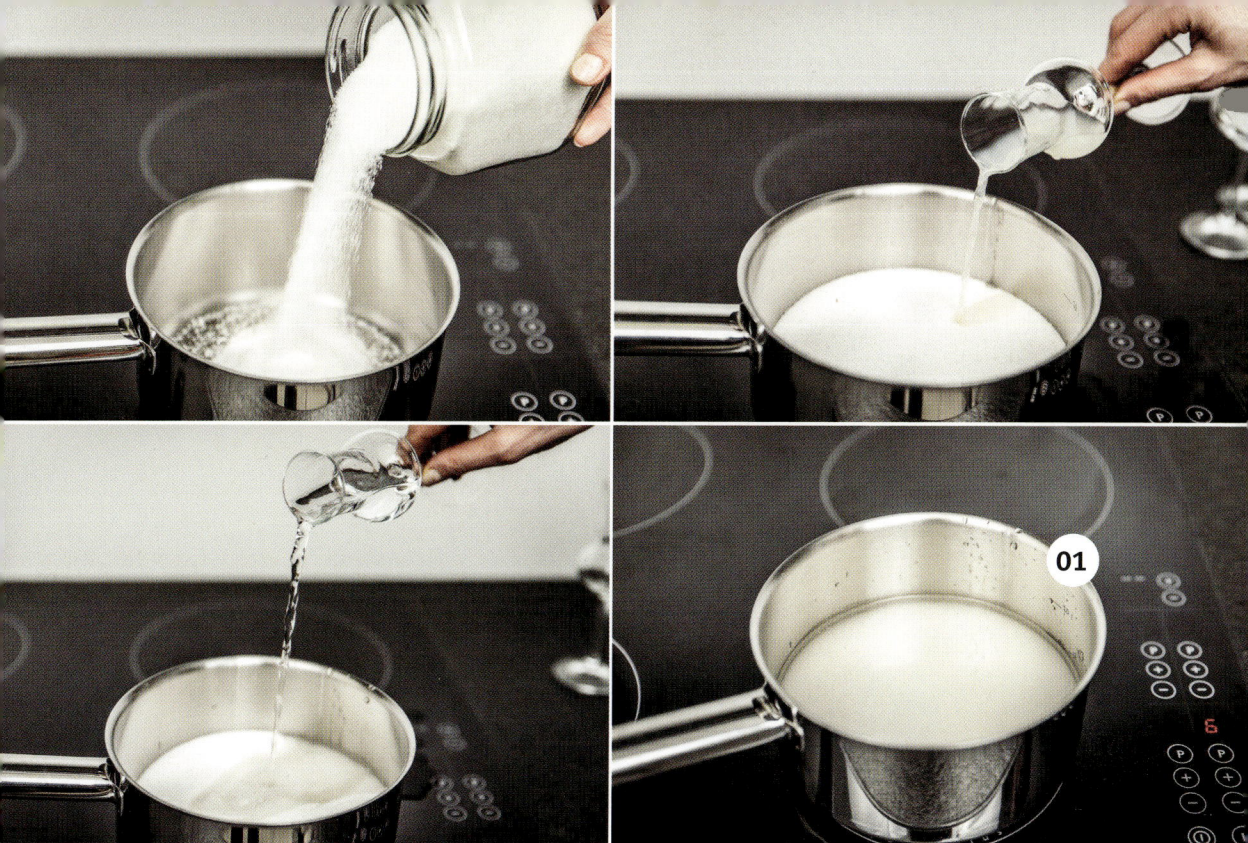

Von diesem Rezept aus kannst du in alle Richtungen experimentieren. Jede kleine Änderung hat eine Auswirkung auf die fertige Zuckerpaste.

Mit mehr Wasser dauert es länger, bis der Zuckersirup auf die gewünschte Temperatur erhitzt ist. Die Zuckerkristalle lösen sich jedoch viel besser auf.

Weniger hoch und somit auch kürzer erhitzt, ergibt eine weichere Zuckerpaste, auch bei gleichen Mengenverhältnissen.

Kochen nach Gefühl und Duft

01 › Alle Zutaten in eine kleine Pfanne geben, auf mittlerer Stufe langsam erhitzen und wenn, dann nur anfangs rühren, damit sich die Zutaten gut vermischen.

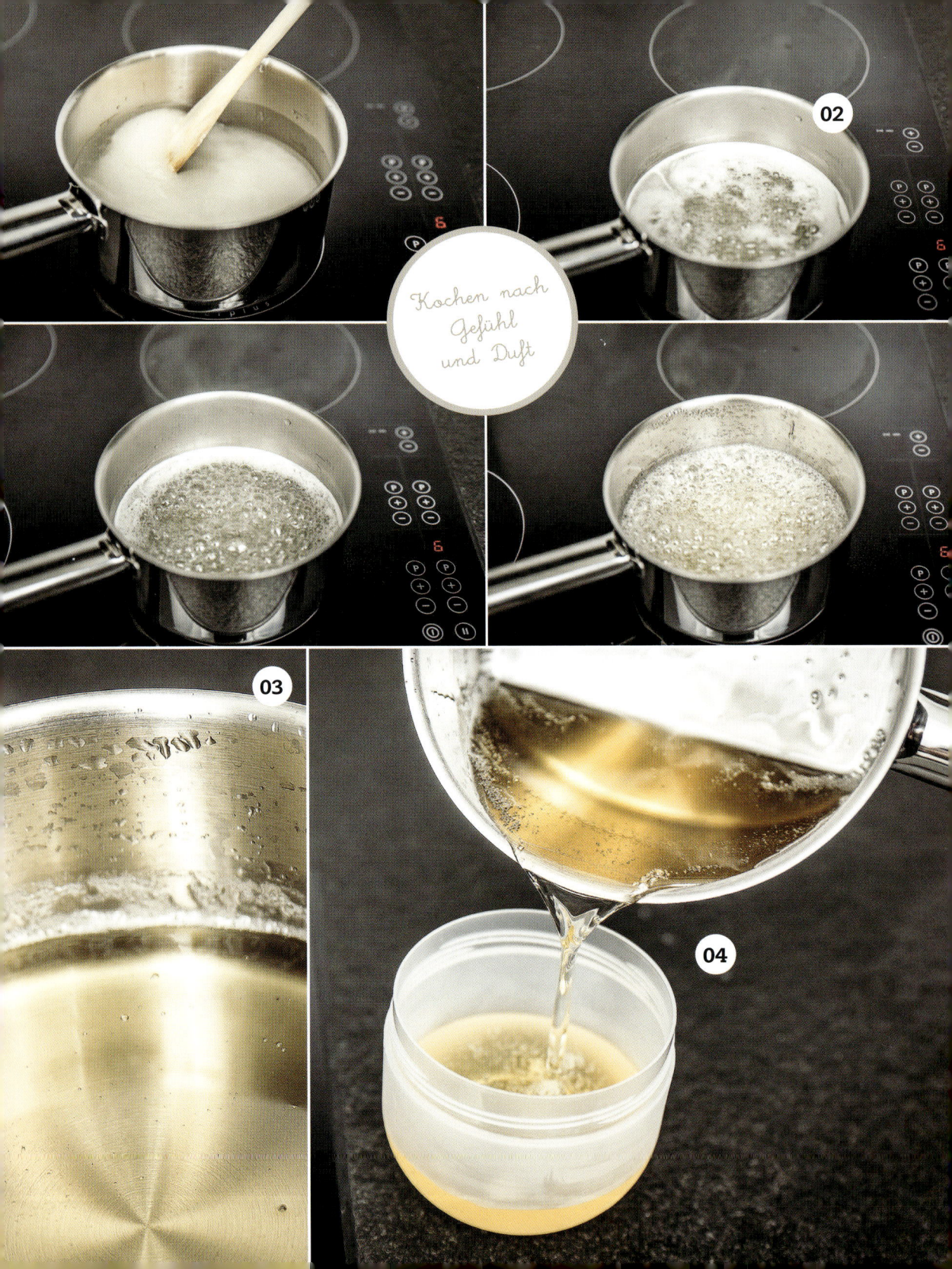

Kochen nach
Gefühl
und Duft

2 ❯ Bewährt hat sich kurzes Erhitzen auf höhere Stufe, bis die Mischung zu schäumen beginnt. Danach runter auf tiefere Temperatur und köcheln, bis keine Zuckerkristalle mehr sichtbar sind.

03 ❯ Oder langsam auf niedriger Stufe köcheln, bis ein zartgoldener Zuckersirup entsteht. Sobald sich der Duft in Apfelsaft und leichtes Karamell ändert, vom Herd nehmen, 10 Min. abkühlen lassen. **04 ❯** In ein feuerfestes Gefäß füllen und warten. Die Paste ist erst in einigen Stunden anwendbar. Zum schnelleren Abkühlen im Winter in den Schnee hinausstellen oder in den Kühlschrank.

Achtung: Erhitzter Zucker kann heißer als Dampf, Wasser oder Öl werden und heftige Verbrennungen verursachen. Wir benutzen die Zuckerpaste nur in Körpertemperatur!

Unbedingt beim Kochvorgang dabeibleiben, so manche Zuckerpaste wurde dunkel, bitter riechend und später abgekühlt steinhart, weil noch kurz ein paar Mails gecheckt wurden.

Wenn mir das passiert und der flüssige Zucker von sehr dunkler Farbe ist und bitter riecht, leere ich gleich alles in den Abfluss. Dieser Zucker ist unbrauchbar.

Du wirst das Gefühl für den richtigen Moment entwickeln. Jeder Herd, jede Pfanne, jede Umgebung ist anders. Du darfst dein persönliches Rezept für deine Küche perfektionieren.

Ein Koch, der mir selbst gemachte Bündner Nusstorte mitbrachte, erzählte, dass er für die gelingende Karamell-Herstellung genau seinen Topf und denselben Herd brauche und auch dann werde die süße Klebrigkeit nicht immer gleich. In der Patisserie wird Zucker im Kupfertopf gekocht.

Mit speziellen Ingredienzen wie Rosenessenz, Olivenöl, Sprite, Glucose, Isomalt, Invertzucker und so weiter habe ich ausführlich experimentiert. Eine Frau in Marokko sagte sogar, ihre Mutter füge der Zuckerpaste ein Ei hinzu …

Libanesischer Tip: Ein Spritzer Orangensaft lässt die Haut mehr glänzen und hellt mehr auf als nur Zitronensaft.

Nach zahlreichen Versuchen komme ich zurück zur Einfachheit: Zucker, Zitrone und Wasser.

Zuckerpaste mit dem Zuckerthermometer kochen

Das Zuckerthermometer wird in der Dessertherstellung benutzt und ist in Haushaltsgeschäften oder im Backwarenhandel erhältlich. Kostet wenig, hilft viel. Wir wollen für das Sugaring eine griffige Paste mit der Konsistenz, die in der Patisserie als Ballen oder Kugel bezeichnet wird.

Da bewegen wir uns um die 120° C herum. Bei 118° C wird die Paste weicher, bei 124° C haben wir schon eine ziemlich zähe Paste. In einem heißen Sommer sind die härteren Pasten beliebter, im Winter zuckerst du vielleicht lieber mit einer weicheren Masse. Ich arbeite immer mit einer weicheren und einer härteren Paste. Beide stehen bereit und ich entnehme je nach Bedarf von diesem Topf oder vom anderen. Das empfehle ich dir auch sehr! So kannst du virtuos zuckern.

Wir nehmen dieselben Mengen wie beim Rezept nach Gefühl, wobei du natürlich dort von den Mengenangaben weg und hin zu Erfahrung und Intuition wechseln kannst.

Alle Zutaten in eine Pfanne geben. **01 ❯** Herd auf ¾ der Hitze einstellen und die Masse kochen lassen, bis der gewünschte Hitzegrad erreicht ist. **02 ❯** Das Zuckerthermometer kann von

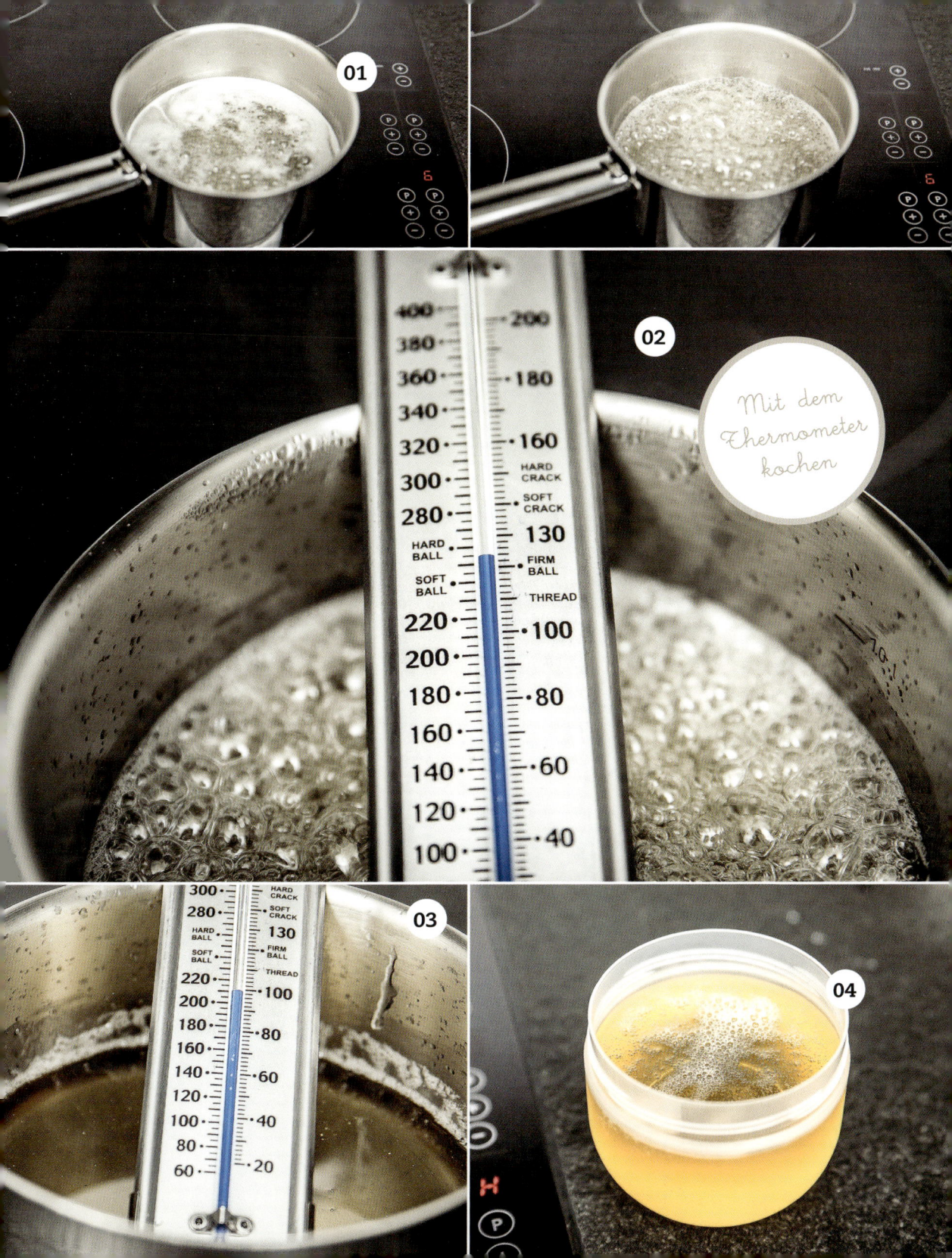

01

02

Mit dem
Thermometer
kochen

03

04

Beginn an in der Pfanne platziert werden. **03** ❯ Sobald die gewünschte Temperatur erreicht ist, Pfanne vom Herd nehmen und 10 Min. warten. **04** ❯ In eine feuerfeste Dose füllen. Weiter abkühlen lassen bis zum Gebrauch. Ansonsten sind schwere Verletzungen durch den heißen Zucker möglich.

Mit diesen Angaben kochst du dir eine wirklich geniale Zuckermasse. Jetzt habe ich alle anderen Möglichkeiten endlich ausgeschlossen und die goldene Lösung gefunden. Der Weg war echt nicht kurz und heute weiß ich endlich, wie es geht. Und ich wünsche dir viel Freude mit diesem süßen Schönheitsmittel.

Abkühlen
Das Karamell in eine hitzebeständige Plastikdose oder ein Konfitürenglas abfüllen und je nach Menge mehrere Stunden abkühlen lassen. Sehr heiß, Behälter nicht mehr anfassen, bis es abgekühlt ist.

Die libanesische Möglichkeit, das Abkühlen zu beschleunigen: Das Karamell auf ein nasses Blech, eine Küchenfläche oder den Badewannenrand streichen und danach wieder weicher kneten, empfehle ich nicht. Ist aber unbedingt sehenswert im Film „Caramel" von Nadine Labaki und wird so im Orient noch gemacht.

Reinigung der Geräte und Tücher
Da Zucker wasserlöslich ist, ist es einfach, alles mit heißem Wasser zu reinigen oder die Gegenstände eventuell einige Zeit in heißem Wasser einzuweichen.

Meine Notizen:

Hier kannst du deine Zuckerpasten-Erfahrungen dokumentieren.

....

....

....

....

....

....

....

....

....

....

....

....

....

....

....

....

....

....

....

....

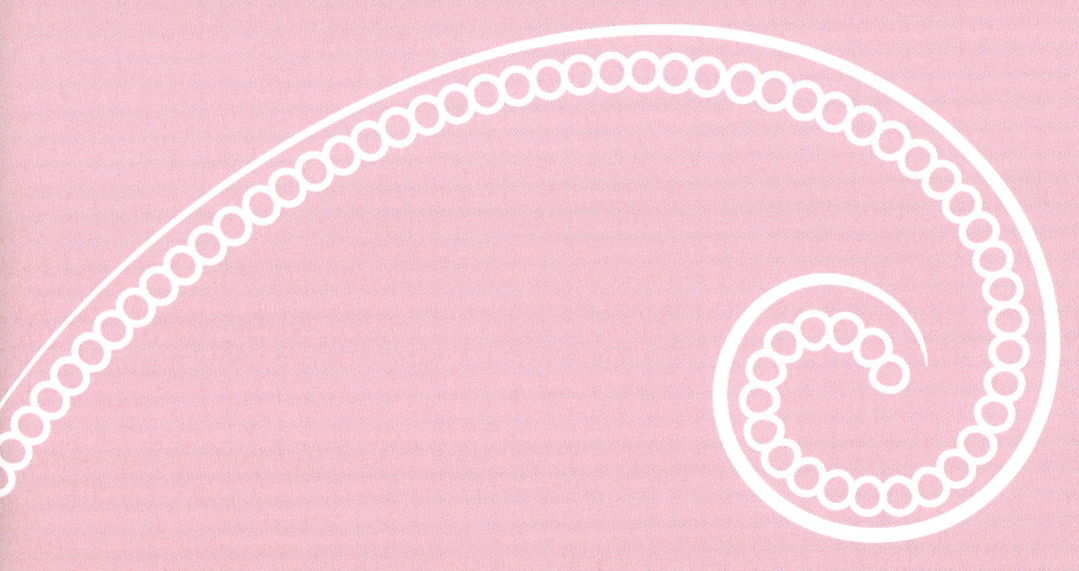

Die Epilation mit Zuckerpaste

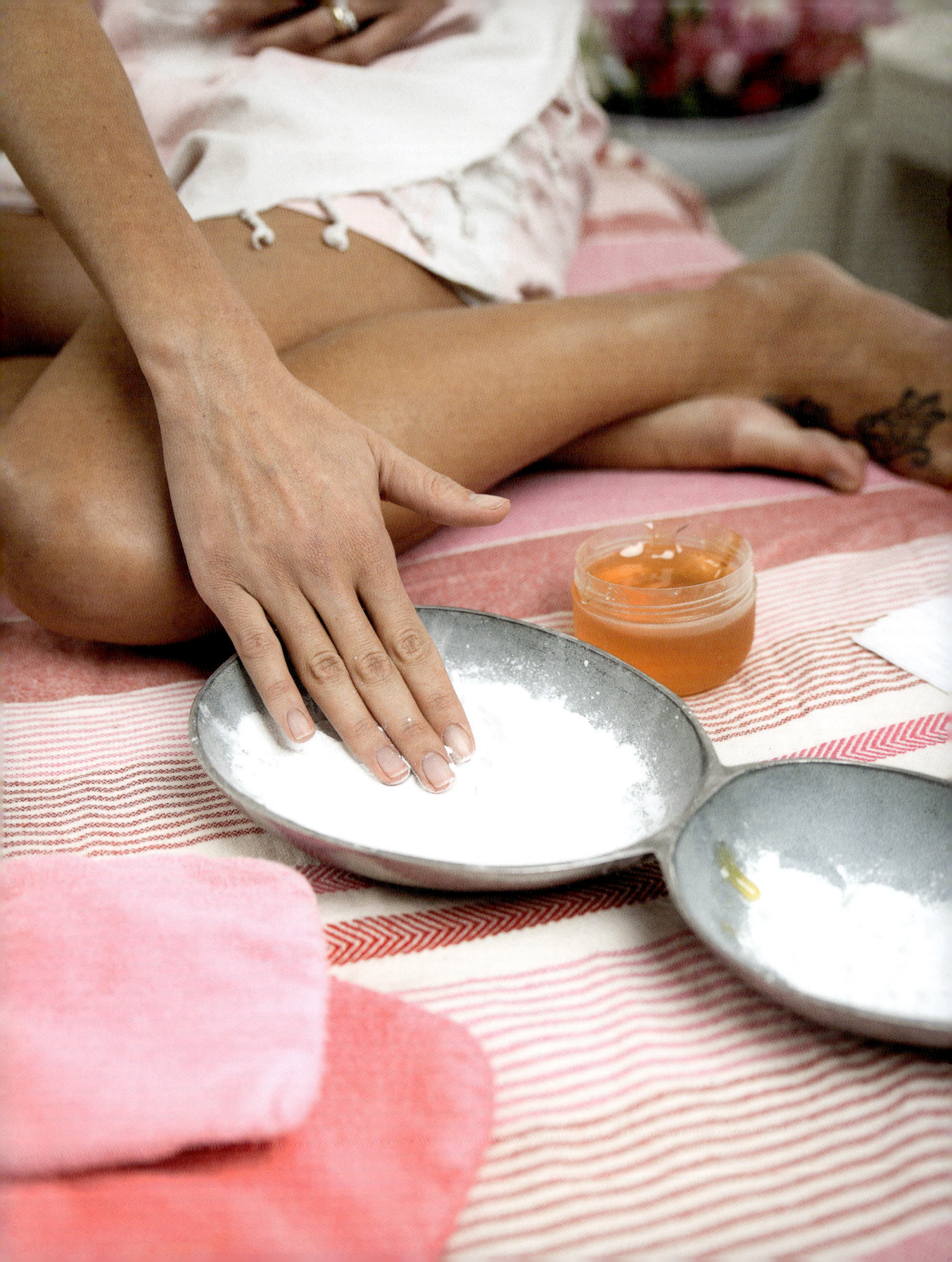

DIE EPILATION MIT ZUCKERPASTE

Ich gehe grundsätzlich davon aus, dass jeder Mensch alles lernen kann. Sicherlich ist das Sugaring eine Übungssache und die falsche Handhabung kann im schlimmsten Fall sogar Verletzungen verursachen. Übe daher auch ab und zu mit deinen Freundinnen, nimm einen Kurs zur Überprüfung deiner Technik und sei lieb mit dir.

Ursula & Ruth

„Mit Mitte und Ende 40 haben wir uns bereits mit vielen Enthaarungsmethoden auseinandergesetzt. Vor ein paar Jahren entdeckten wir das Zuckergel, welches uns das Leben um einiges erleichtert hat. Allergische Reaktionen und eingewachsene Haare gehören seither der Vergangenheit an. Wir entschlossen uns, die Kunst der Selbstanwendung bei Marianne Weiss zu lernen. Zu Beginn war die Handhabung mit dieser süßen Masse eine Herausforderung. Nebst verklebtem Boden, Möbeln und Kleidern zeigten sich kleine Hämatome an unseren Beinen. Mit viel Humor und Geduld unserer Lehrerin haben wir nicht aufgegeben. Ein wichtiger Hinweis von Marianne gab uns dann den richtigen Input: „Du musst dem Zucker zeigen, dass du der Meister bist!" Seitdem wir diesen Satz begriffen hatten, gibt es für uns keine andere Methode mehr, es macht einfach Spaß. Mit dem Self-Sugaring sparen wir nicht nur Geld, wir können enthaaren, wann, wo und wie viel wir wollen. Nur die heiklen Körperzonen überlassen wir nach wie vor gerne der besten Leerschlag Praktikerin, Lehrerin und Fachfrau auf diesem Gebiet: Marianne Weiss."

Wir zwei Schwestern, Ursula, 47, aus Wädenswil, Therapeutin und Erwachsenenbildnerin, und Ruth, 50, aus Hausen, Sozialarbeiterin u.a.

Ideal, um frisch mit Sugaring zu starten, ist die Winterzeit, wenn du es nicht schon seit Klein auf tust wie die Orientalinnen. Dann bist du geübt, geduldiger, die Haare sind feiner und der Rhythmus ist drin bis zum Sommer.

ALLGEMEINES FÜR HAND- UND STOFFVARIANTE

- Vorbereitung des Arbeitsplatzes, wird gleich ausführlich erklärt.
- Die zu enthaarende Hautstelle ist mit einem orientalischen Peeling vorbereitet, wie, liest du im Kapitel „Peeling" ausführlich.
- Die Haut ist fett- und schweißfrei, eventuell mit Spülmittel waschen, ist garantiert entfettend. Ebenso freihalten von paraffinhaltigen Produkten.
- Gegen die Haarwuchsrichtung Zucker auftragen – in Haarwuchsrichtung ziehen, falls anatomisch möglich.
- Haut spannen, um Abbrechen der Haare und Verletzungen zu vermeiden.
- Schnell und flach ziehen, parallel zur Haut.
- Nur die Finger der einen Hand werden voll Zuckerpaste.
- Zwischendurch einen Finger voll Karamell naschen.
- Pfefferminztee trinken, um einen kühlen Kopf zu bewahren.
- Salbeitee bei übermäßigem Schwitzen trinken.
- (Türkischer) Kaffee sowie Schwarz- und Grüntee regen an, daher erst nach erfolgreichem Sugaring zur Belohnung trinken.
- Übung macht die Meisterin.

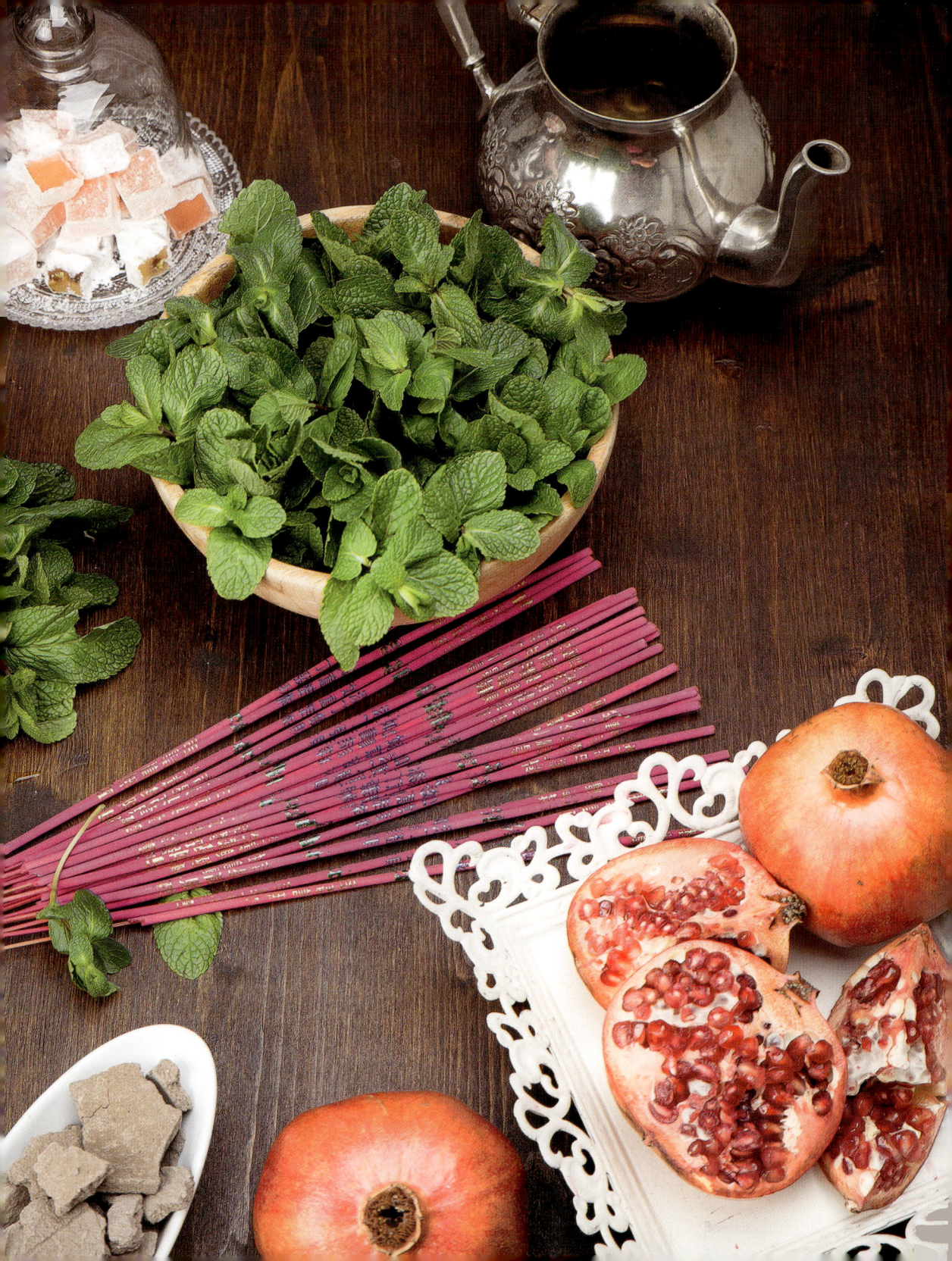

VORBEREITUNG DES ARBEITSPLATZES

- Freu dich und trink einen Minzentee.
- Puder in eine Schale oder auf einen Teller geben.
- Stoffstreifen aus alten Bettlaken oder Geschirrtüchern schneiden, bereitlegen. Oder Vlies kaufen.
- Zuckerpaste im Wasserbad bis zur gewünschten Konsistenz leicht erwärmen.
- Denk daran, alles was du während des Sugarings anfasst, wird voll Zucker. Vielleicht willst du das Telefon ausmachen?
- Freundinnen einladen, Mezze vorbereiten, Hörbuch ready.

VORBEREITUNG DER HAUT

- Trocken, fettfrei, vor 24 Stunden orientalisch gepeelt.
- Haare seit der letzten Rasur zwei Wochen wachsen gelassen.
- Oder letztes Sugaring ist 2–6 Wochen her.
- Falls die Haare lang sind: auf 7–10 mm kürzen, geht mit einem Barttrimmer hervorragend.

SELFSUGARING

Nisha

„Die orientalische Kultur fasziniert mich schon seit langer Zeit. Vor vier Jahren bin ich, nach vielen Umwegen über den Venus-Rasierer, Epilierer und Wachsstreifen, auf „Oriental Sugaring" gestoßen. Auf einmal waren all die Hautirritationen und der Borstennachwuchs weg und was blieb war: eine babyzarte Haut und ein unheimlich Sexygefühl! Die Faszination für diese Art der Enthaarung hat mich motiviert, es auch mal selbst zu probieren. Weil nur Youtube-Clips nicht ausgereicht haben, nahm ich an einem Self-Sugaring-Kurs teil und seither gönne ich mir, je nach Zeit und Geld, ein Treatment bei „OrientalSugaring" oder mach's mir eben selbst. Natürlich gehe ich am liebsten zu Marianne (meiner Zuckerfee), denn da fühle ich mich innerhalb weniger Minuten verwandelt, von der moosigen Bäuerin zur samtig weichen Städterin, und dabei reden wir über allerlei, was gerade beschäftigt, und ich verlasse das Studio unheimlich bereichert. Doch auch wenn ich mir zu Hause die Zeit nehme, Zucker zu kochen – ein Dauerexperiment –, um mich dann von eigener Hand zu enthaaren, genieße ich die Zeit und Beschäftigung mit mir selbst und bin danach wahnsinnig stolz, wenn es ein fast ebenso glattes, aber mindestens so sexy Gefühl ist wie nach einem Sugaring bei meiner Zuckerfee. Die freie Entscheidung zu haben, wann ich eine dritte Hand anlegen lasse und wann ich es selber mache, ist herrlich und ich empfehle jeder Frau und jedermann, sich diesen Luxus zu gönnen!"

Nisha, 26 Jahre, Sozialpädagogin, lässt sich zuckern, macht es ab und zu aber auch selbst, Zürcherin oder: Niederländerin-Tamilin

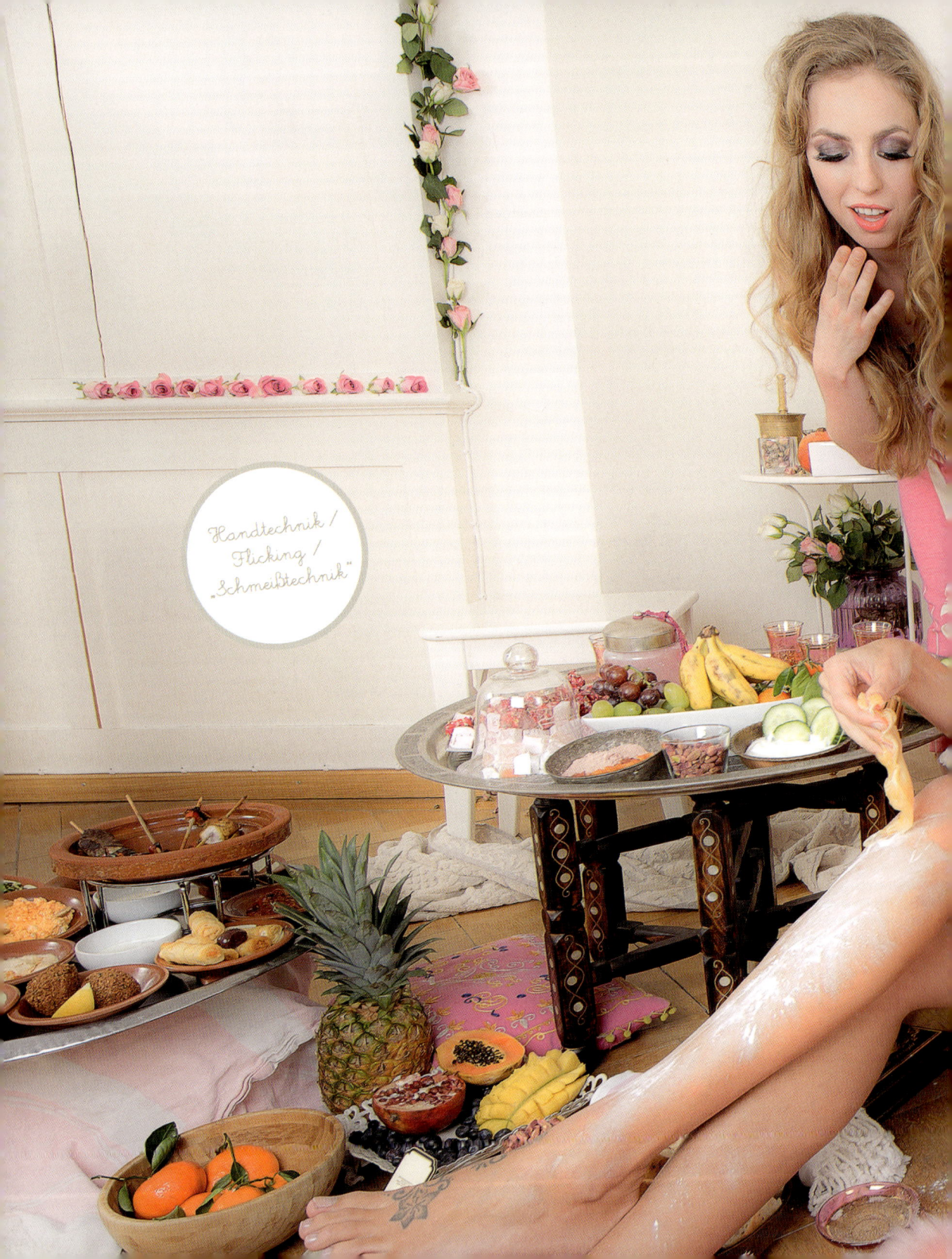

Handtechnik /
Flicking /
„Schmeißtechnik"

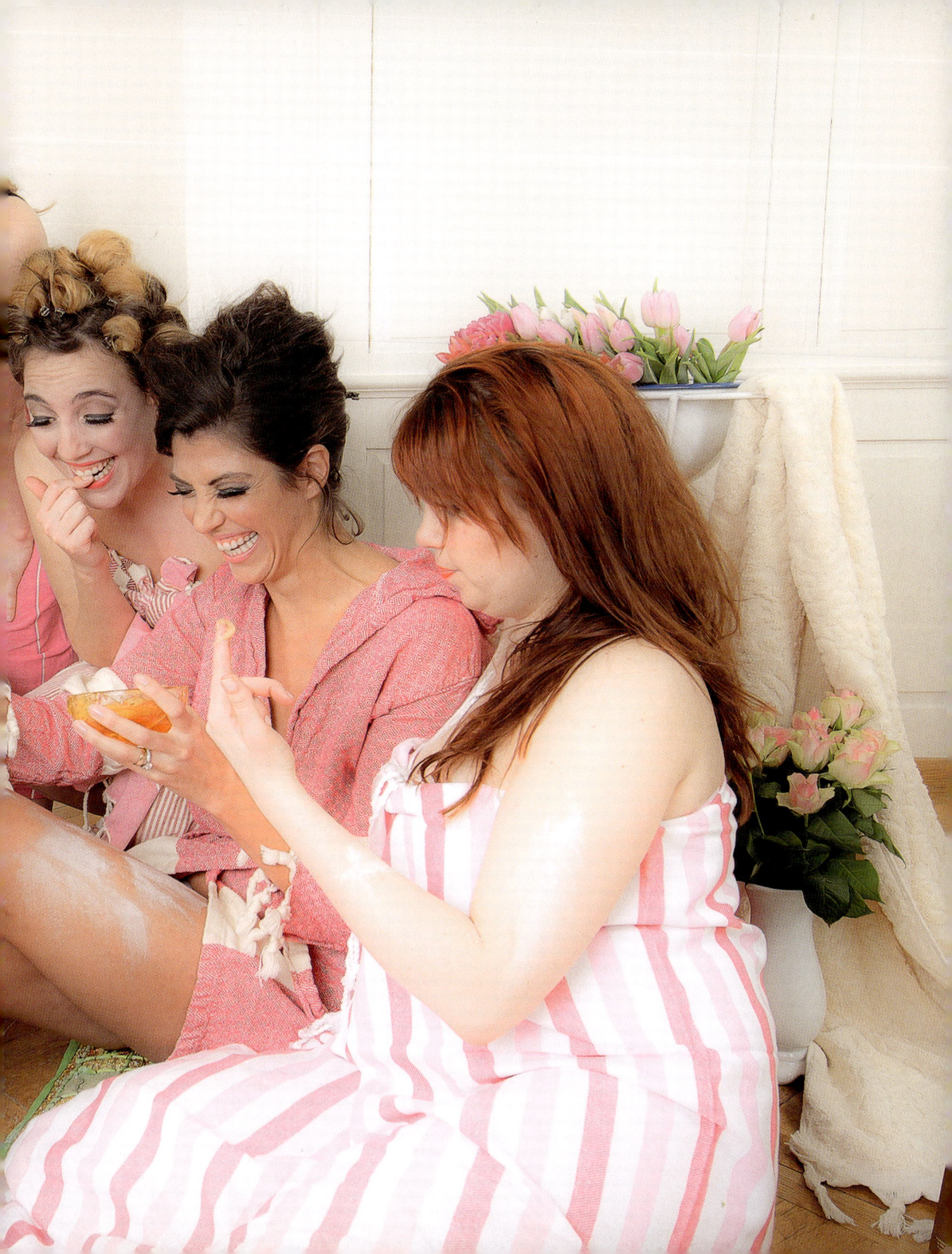

HANDTECHNIK / FLICKING / „SCHMEISSTECHNIK"

Generell wird die Zuckerpaste gegen die Haarwuchsrichtung aufgetragen und mit der Haarwuchsrichtung abgezogen. Anatomisch ist dies jedoch mit der Handtechnik an sich selbst nicht an jeder Körperstelle möglich.

Das Ergebnis wird daher besser sein, wenn es jemand anderer an dir macht. Ich zuckere mich jedoch seit Jahren selbst und bin auch zufrieden mit dem Ergebnis.

Benutze zwei verschiedene Zuckerpasten, ein weicheres und ein härteres Karamell, die Viskosität soll kaugummiartig sein.

Haut spannen

Die Spann-Hand spannt die Haut, diese Unterstützung ist essentiell und hilft, dass die Haare nicht abbrechen und die Haut zart und unverletzt zurückbleibt.

Zuckerpaste auftragen

Mit der Zucker-Hand eine Portion Zuckerpaste entnehmen. Die Portionsgröße ist abhängig von der Körperstelle. Fürs Gesicht eine haselnussgroße Portion, für die Intimgegend eine Cherrytomaten-große und für die Beine eine Portion von der Größe einer Aprikose verwenden. Die Paste gegen den Strich 2–3 Mal in einer Bahn auftragen. Je nach Körperstelle und Zuckermassenportion eine kleinere oder größere Fläche bestreichen.

Zuckerpaste wegziehen

Die Spann-Hand spannt von dort her, wo die Zuckerpaste weggezogen wird. Ihre Unterstützung ist essentiell!

Die Zuckerhand wirft sich weg, in die Weite, eher als dass sie zieht. Es ist ein Loslassen, Wegwerfen und Wegspicken, eine lockere, schnelle, exakte Handbewegung. Schnell und parallel zur Haut.

Der Rhythmus: 1, 2, 3 x auftragen, auf 4 ziehen, hat sich gut bewährt, die Haare sind so richtig von der Paste umhüllt und ein sauberes Ergebnis zeigt sich.

Zuckerpaste-Handtechnik:

1. Braucht mehr oder weniger Übung, je nach Geschicklichkeit.
2. Zuckerpaste leicht erwärmen oder bis zur gewünschten Viskosität warm kneten.
3. Gegen die Haarwuchsrichtung 2–3 Mal die Paste einstreichen.
4. Haut zur Unterstützung gut spannen.
5. Parallel zur Haut und schnell in der Haarwuchsrichtung abziehen.

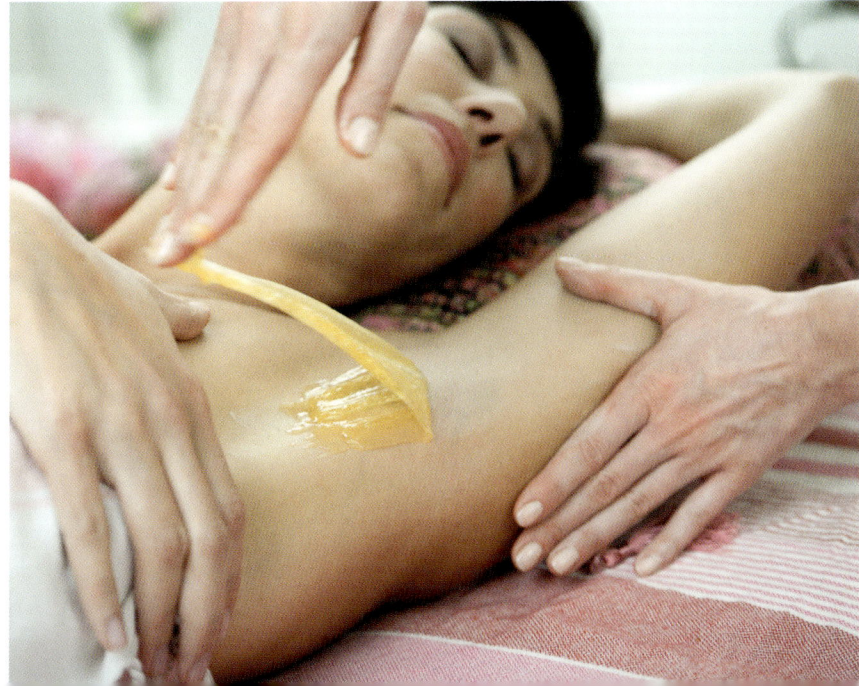

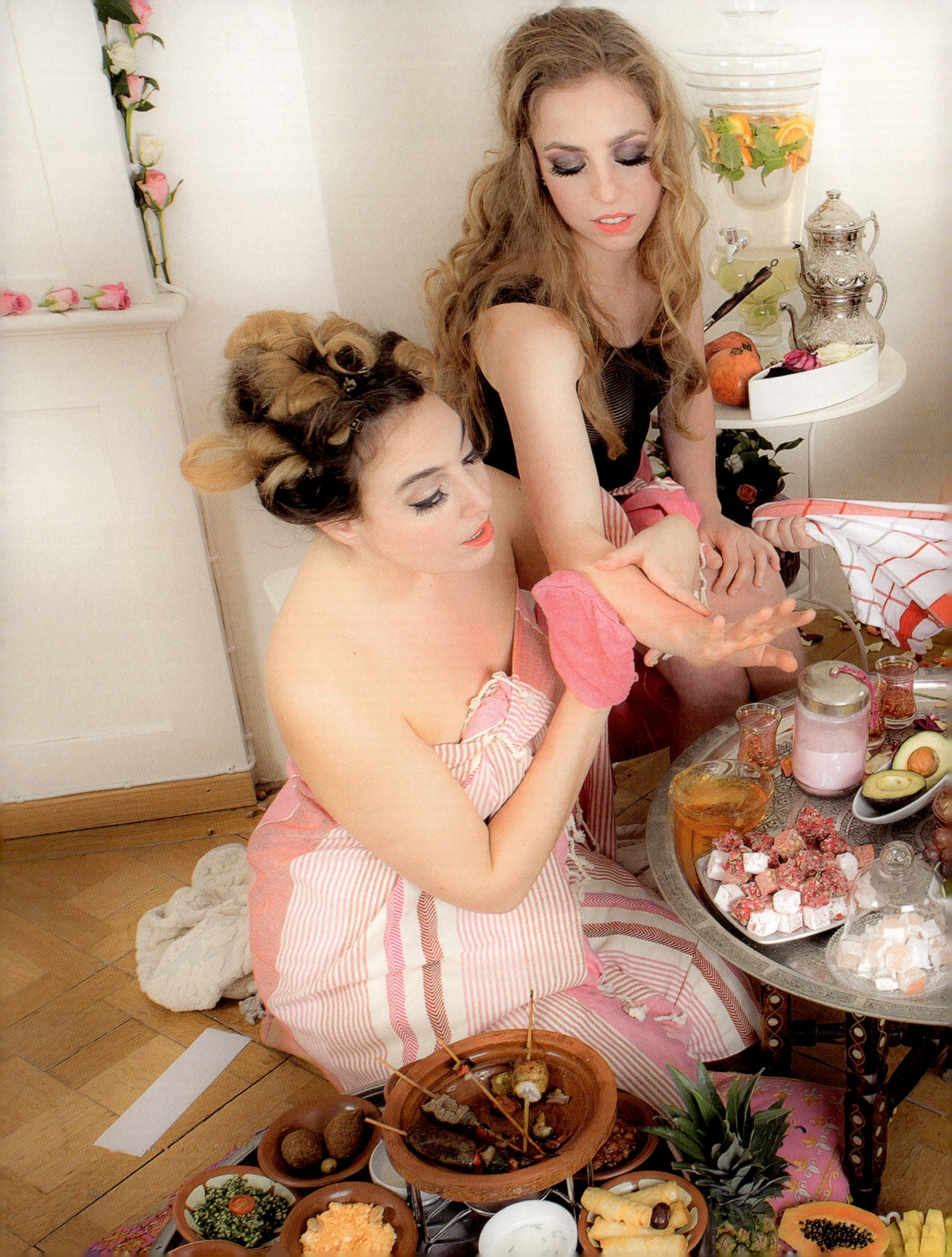

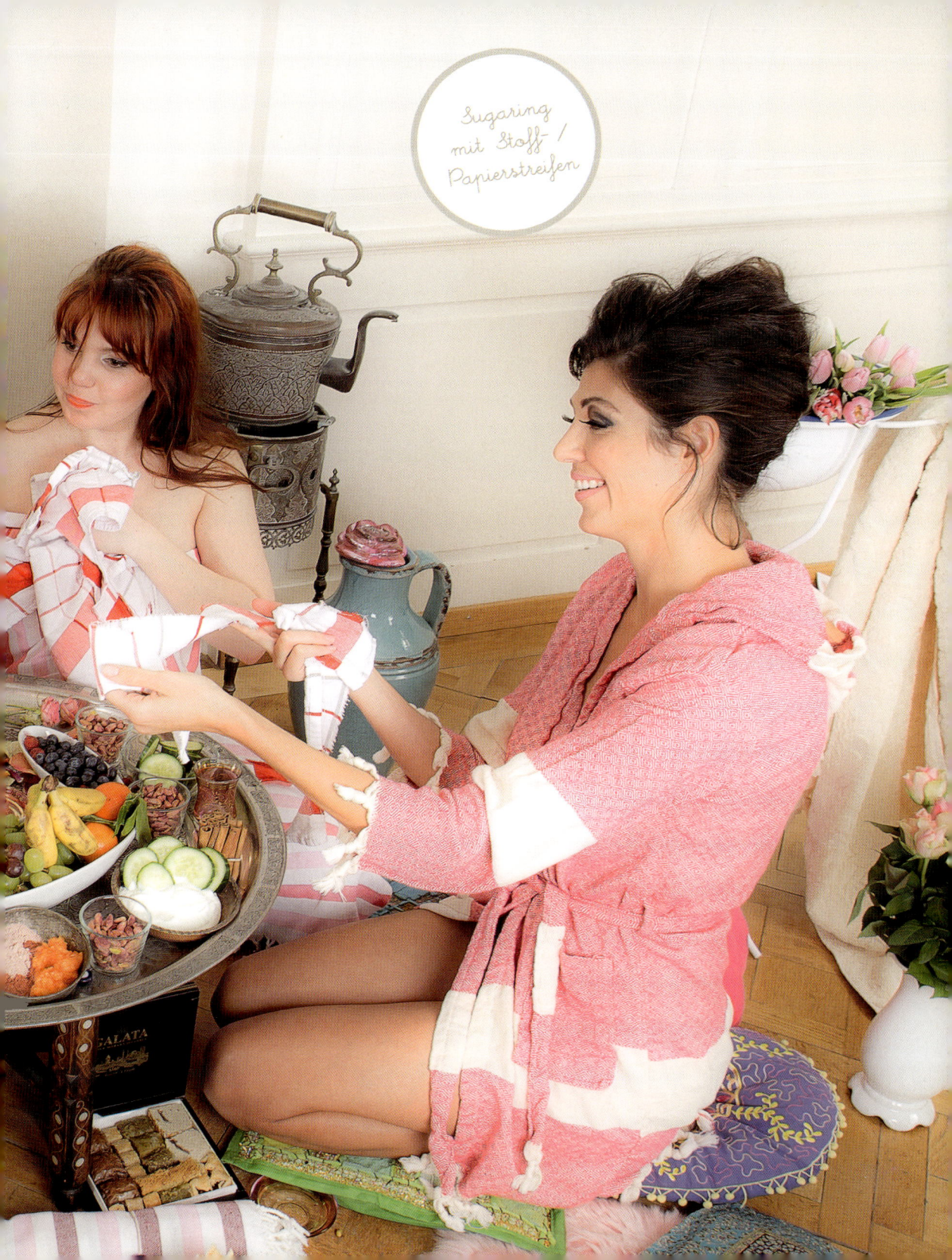

Sugaring mit Stoff-/ Papierstreifen

SUGARING MIT STOFF- / PAPIERSTREIFEN

„Ich bin vor einigen Jahren auf die Welt des süßen Enthaarens aufmerksam gemacht worden. Das samtweiche Gefühl auf der Haut nach dem Sugaring verzauberte mich immer wieder aufs Neue. So habe ich mir regelmäßig eine Sugaring-Behandlung geleistet. Mit der Zeit versuchte ich es selber mit gekaufter Zuckerpaste und Vlies-Streifen. Es klappt toll. Mittlerweile habe ich den Kniff raus und weiß, wie ich die lästigen Haare am besten loswerde. Ab und zu gönne ich mir aber immer noch eine Sugaring-Behandlung bei Marianne, sie ist einfach ein Profi. Ihre lockere, professionelle Art und ihre exakte Arbeitsweise, verbunden mit dem Humor und den Lebensweisheiten, welche sie mir mit auf den Weg gibt, lassen die halbe Stunde auf der Liege zu einem besonders eindrucksvollen Erlebnis werden. Herzlichen Dank!"

Regula, 40, Lehrerin, Zürich, Schweizerin

Ablauf:

- Die Karamellschicht sehr dünn und flüssig wie Waldhonig auftragen, dazu wird weichere Zuckerpaste verwendet als bei der Handtechnik.

- Mit Holzspatel oder direkt mit dem Zeigefinger gegen die Haarrichtung auftragen.

- Streifen gut andrücken.

- Haut die ganze Zeit über gut spannen und in der Haarrichtung flach und schnell abziehen.

- Als günstigste Vliesvariante schneidest du dir aus einem alten Bettlaken oder Geschirrhandtuch rechteckige Stoff-streifen, die du nach Gebrauch mit warmem Wasser auswächst und jahrelang wieder verwenden kannst. Dehnbare Tricotstoffe sind sehr ungeeignet, da sie nachgeben und dadurch nicht genug Zugkraft entsteht.

- Benütze eine Zuckerpaste, die bei Körpertemperatur die Konsistenz von flüssigem Waldhonig hat.

Zuckerpaste mit Vlies:

1. Flüssige Zuckerpaste mit Finger, Spatel oder Buttermesserrücken gegen die Haarwuchsrichtung auftragen.
2. Stoff- oder Vliesstreifen gut andrücken.
3. In Haarwuchsrichtung parallel zur Haut schnell abziehen.

Nachbehandlung:

- Hydrolat (Pflanzenwasser) aus Rosenblüten wirkt ausgleichend und beruhigend.
- Hydrolat aus Hamamelis wirkt adstringierend und desinfizierend.
- Aloe Vera wirkt kühlend und spendet Feuchtigkeit.
- Reine kalt gepresste Pflanzenöle wie zum Beispiel Mandelöl oder Kokosfett bei sehr trockener Haut am selben Tag, ansonsten ab dem Folgetag als tägliche Pflege verwenden.

Vermeiden

Da die Haut leicht gereizt sein kann, 24 Stunden mit anderen Pflegeprodukten als den oben genannten warten. Ebenso Sonnenbad, Chlor und Deo erst am nächsten Tag nehmen. Ein Peeling wird erst in etwa zwei Wochen nötig sein, also im Moment nicht herumrubbeln. Nur genießen.

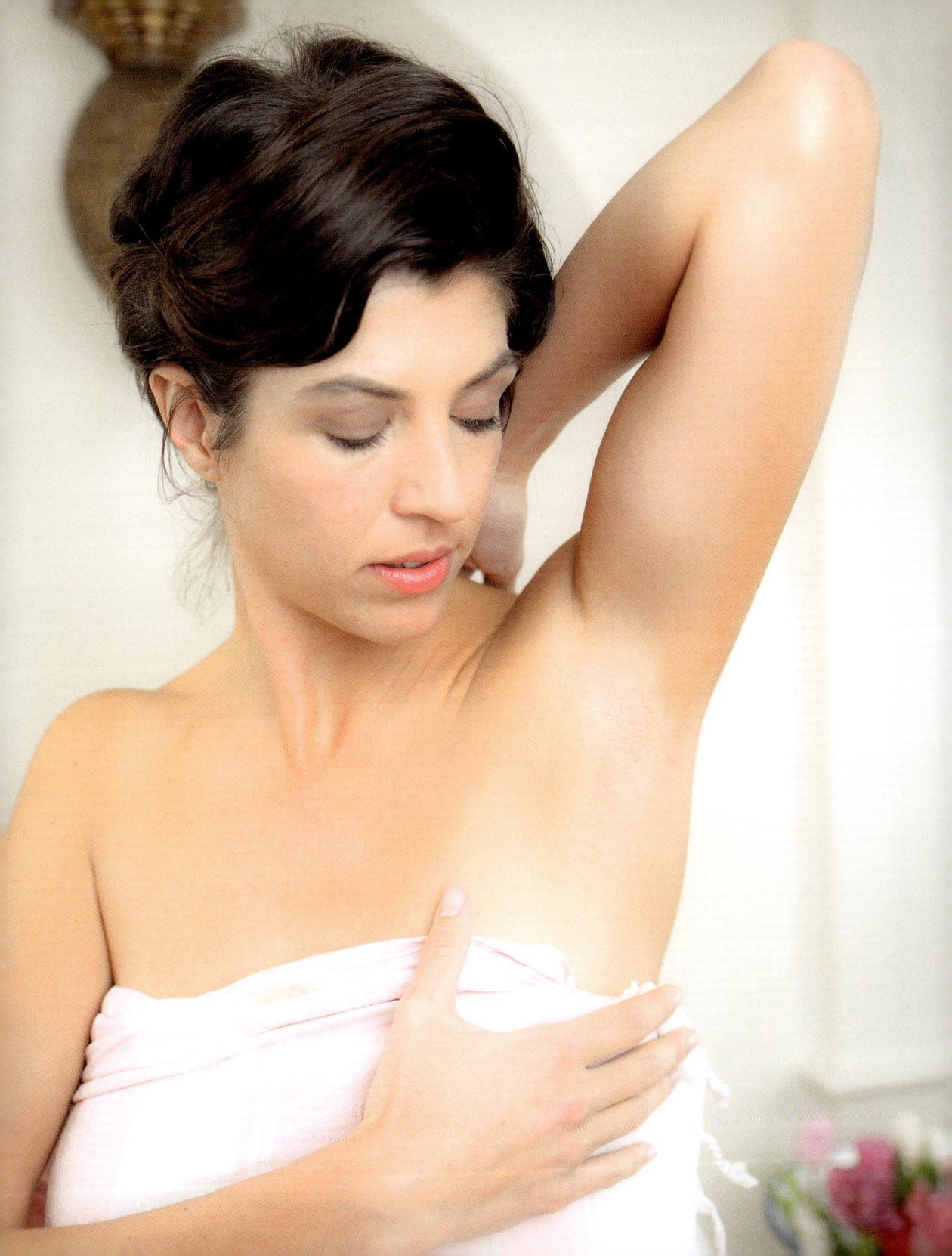

KÖRPERSTELLEN

DIY

(do it yourself, SelfSugaring)

Wenn du dich selbst zuckerst, hast du geringe anatomische Hindernisse, was das Flicking angeht. Du hast nicht in beide Richtungen dieselbe Zugkraft. Also trägst du die Zuckerpaste gegen die Haarwuchsrichtung auf, 2–3 Mal, damit sich die Masse so richtig ums Haar schmiegt, und ziehst sie in Wuchsrichtung ab.

SE

(somebody else, jemand anderen zuckern)

Wenn du jemand anderen zuckerst, dann trägst du die Paste an den Beinen in Bahnen gegen die Haarwuchsrichtung auf und ziehst sie mit der Wuchsrichtung ab. Sobald das ganze Bein in die Haarwuchsrichtung enthaart ist, wechselst du in die Gegenrichtung. Die „Spann-Hand" pudert mit Talkum gegen die Haarwuchsrichtung, bevor du in der Haarwuchsrichtung die Paste einarbeitest und die Paste gegen die Wuchsrichtung abziehst. So sind auch die feinsten und kürzesten Haare entfernt.

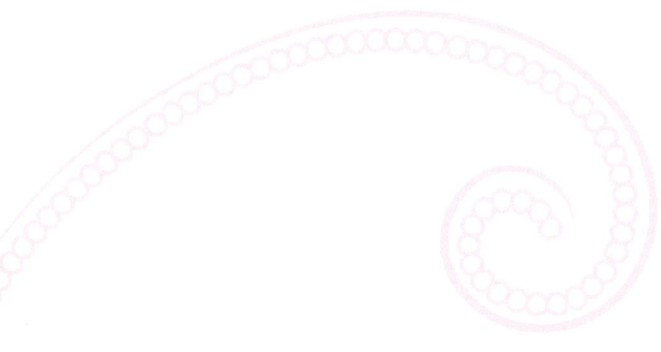

BEINE

An den Beinen lässt sich die Handtechnik gut üben. Gehe in strategischen Bahnen vor, so weißt du, wo du schon gewesen bist. Und lerne mit den Fingern zu sehen. Die Spann-Hand fährt über die Haut und erspürt Härchen, wo die Augen sie kaum sehen. Die „Zucker-Hand" trägt die Paste auf und zieht sie parallel weg. Ein geniales Teamwork deiner beiden Hände.

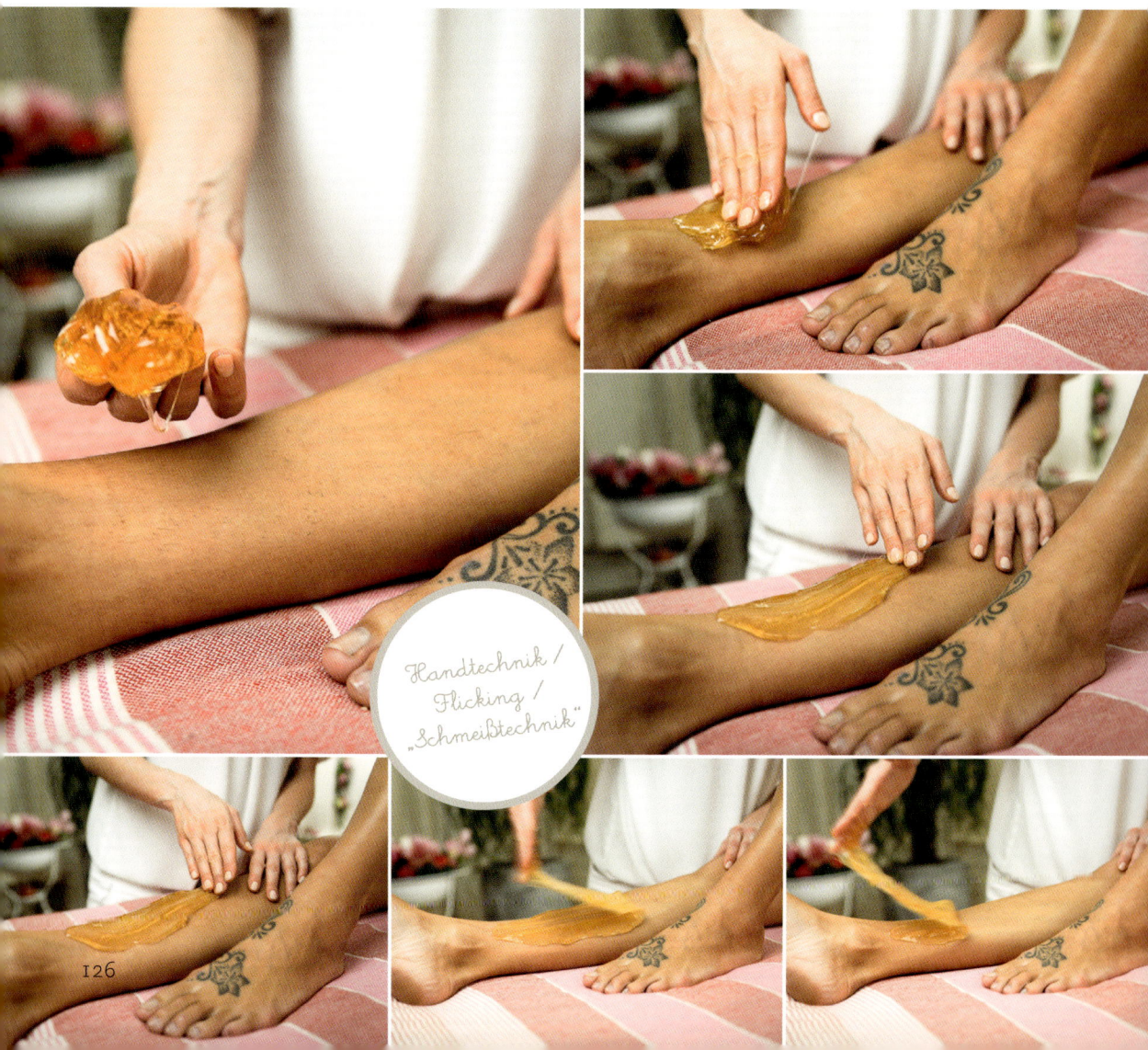

Handtechnik /
Flicking /
„Schmeißtechnik"

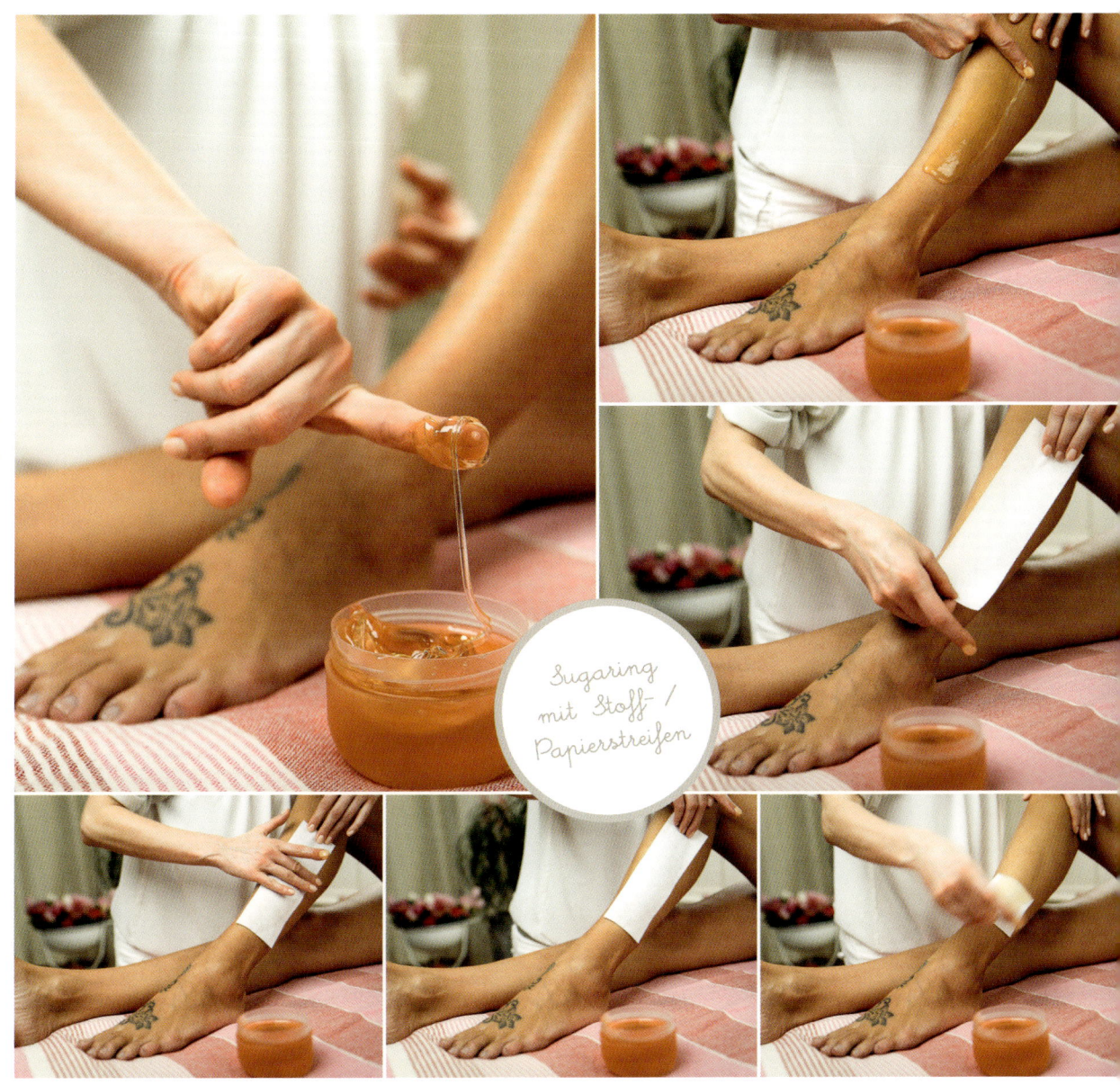

Sugaring
mit Stoff-/
Papierstreifen

INTIMBEREICH

Die Herausforderung. Hier arbeitest du in kleinen und kurzen Bahnen. Im Vergleich zu einem Schienbein findest du hier im Intimbereich eine hügelige Landschaft vor. Die zu enthaarende Stelle optimal zu spannen ist extrem wichtig und du musst sehr exakt arbeiten. Der Ablauf bleibt immer derselbe. Wenn du in der Handtechnik geübt bist, kannst du hier genau dasselbe tun wie an anderen Körperstellen, nur einfach in kürzeren Strecken. Gut spannen, auf kleiner und schmaler Fläche Zuckerpaste mit nur zwei Fingern auftragen, 3 Mal einstreichen und dann schnell und parallel zur Haut abziehen.

Eventuell brauchst du mehr und öfters Puder, da diese gut durchblutete Stelle schneller schwitzt und dadurch der Zucker die Haare nicht mehr greift.

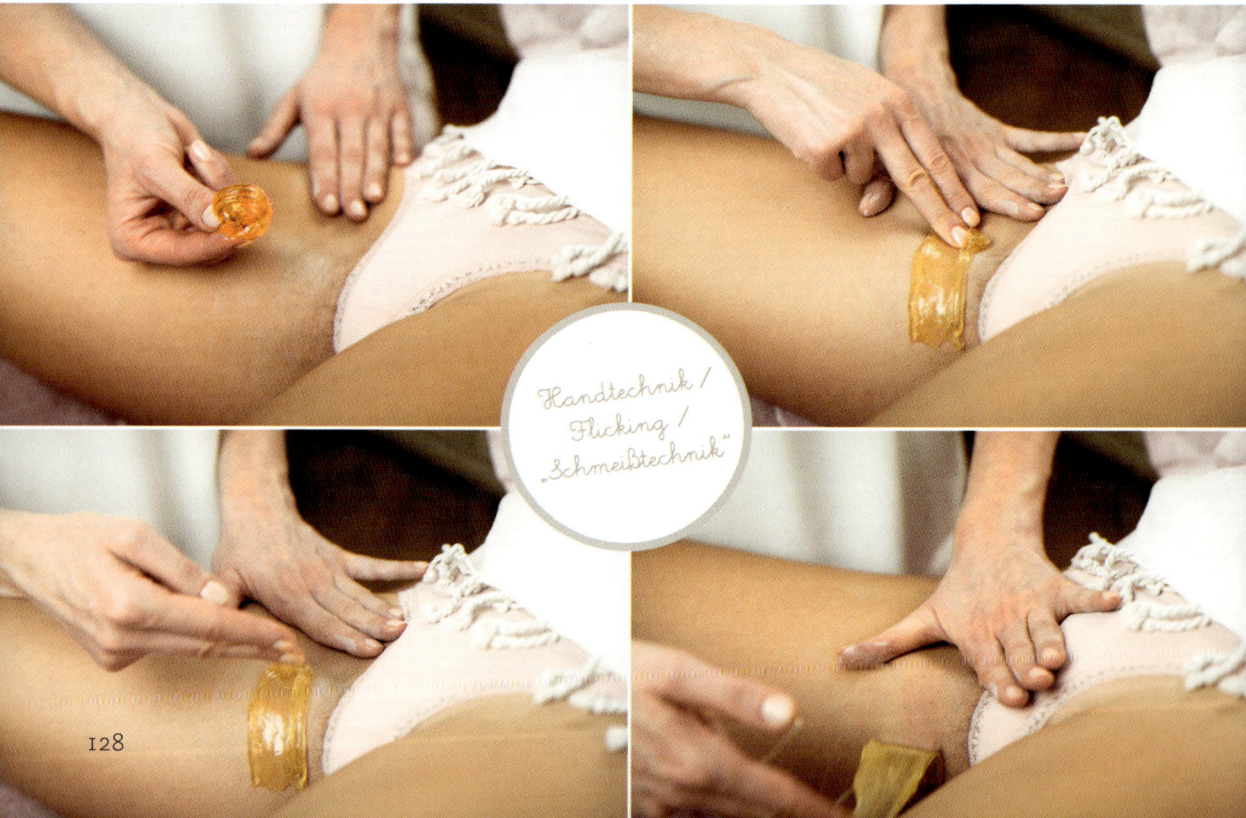

Handtechnik /
Flicking /
„Schmeißtechnik"

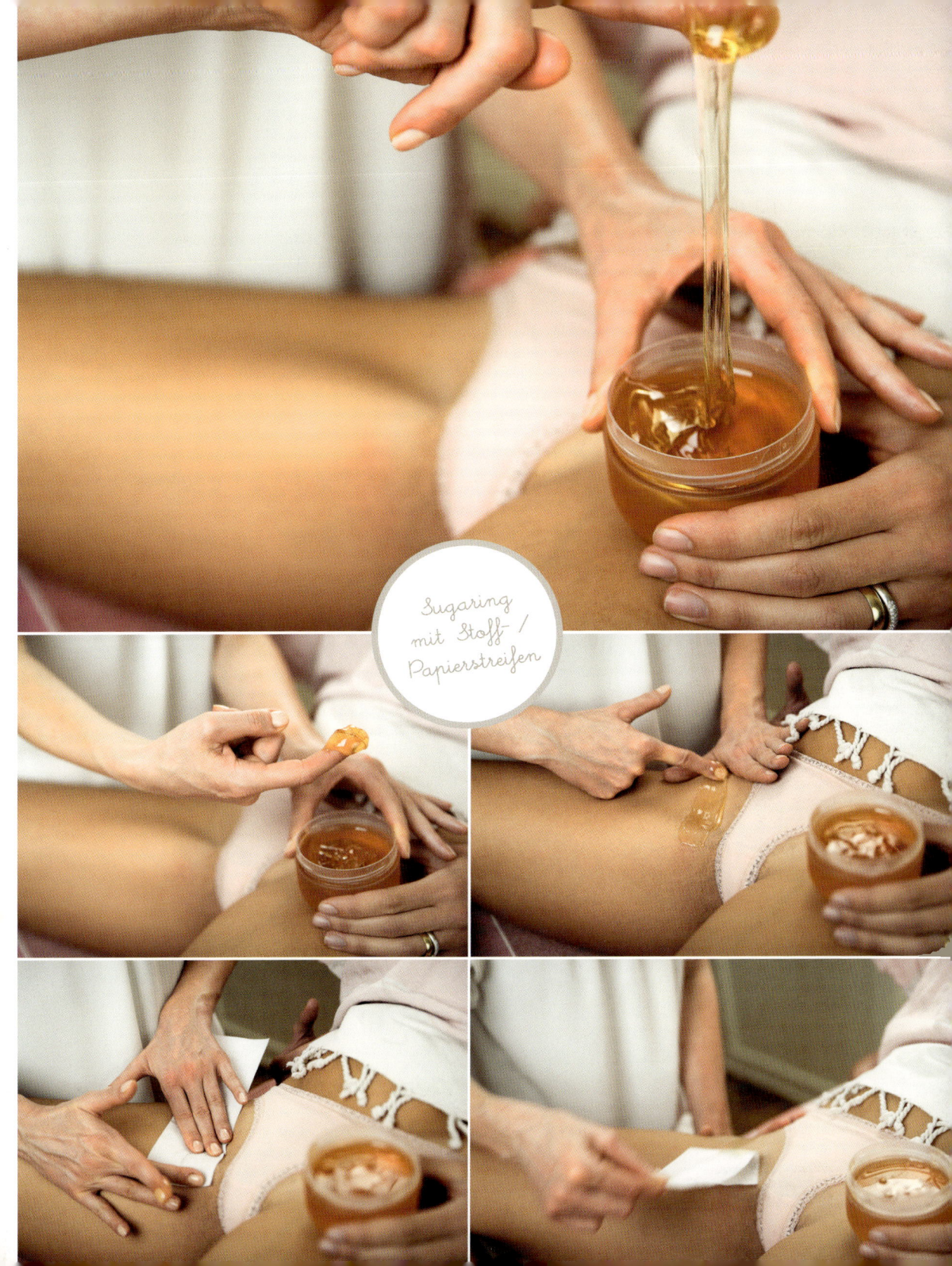

Sugaring
mit Stoff- /
Papierstreifen

ACHSELN

Die Achseln enthaare ich bei mir selbst mit Stoffstreifen. Es gibt allerdings Frauen, die auch diese Körperstelle an sich selbst mit der Handtechnik zuckern. Für mich ist der Winkel jedoch nicht optimal und ich weiche auf die Streifenmethode aus.

Stoffstreifen bereitlegen, Achseln waschen, pudern, einen Finger voll Zuckerpaste in Waldhonig-Flüssigkeit entnehmen und in abrollender Bewegung in die Achselhöhle auftragen.

Tuch gut andrücken, sodass sich die Paste gut mit dem Stoff verbindet. Die Hand in die Höhe oder hinter den Kopf halten, sodass die Achselhöhle möglichst gut gespannt ist. Flach, parallel und schnell abziehen. Das Ganze auch in die Gegenrichtung vornehmen, vorher pudern.

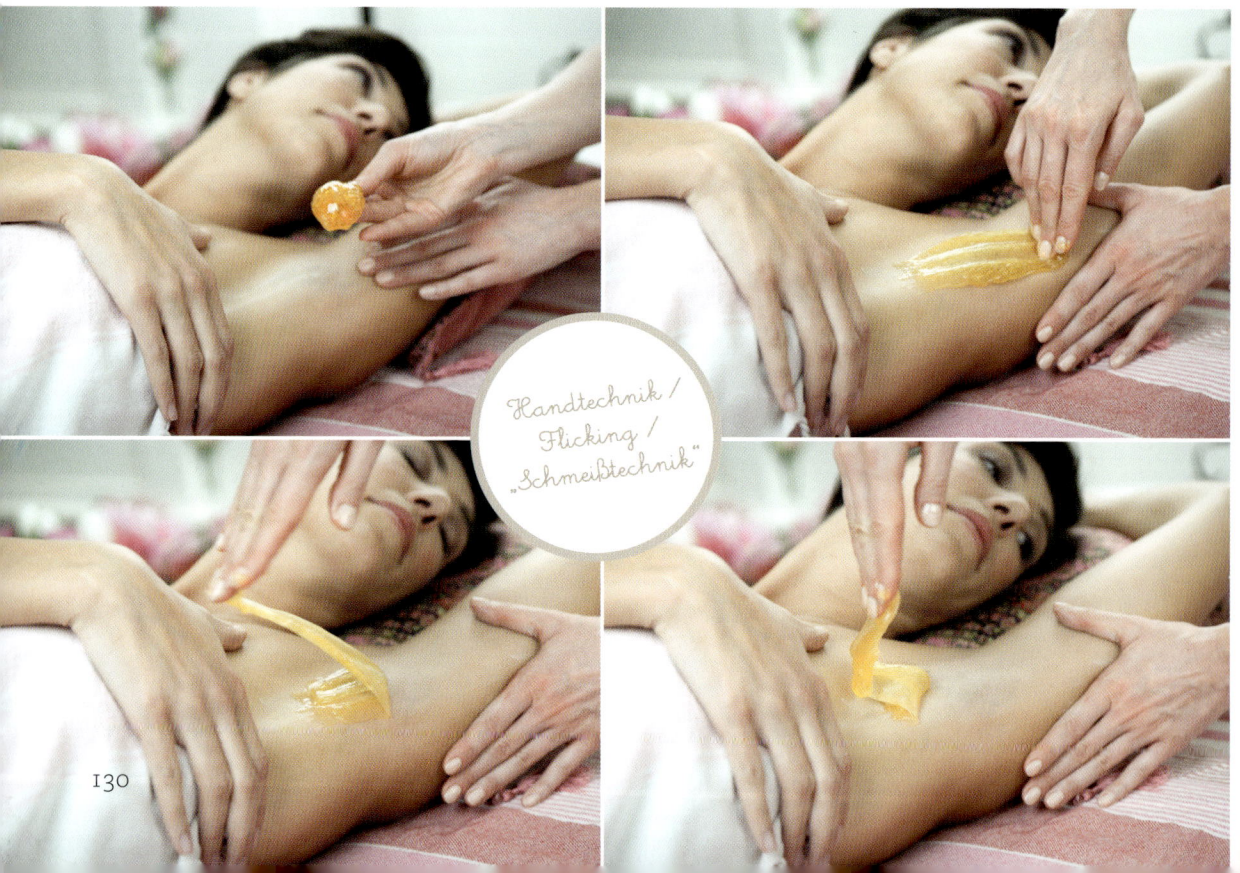

Handtechnik / Flicking / „Schmeißtechnik"

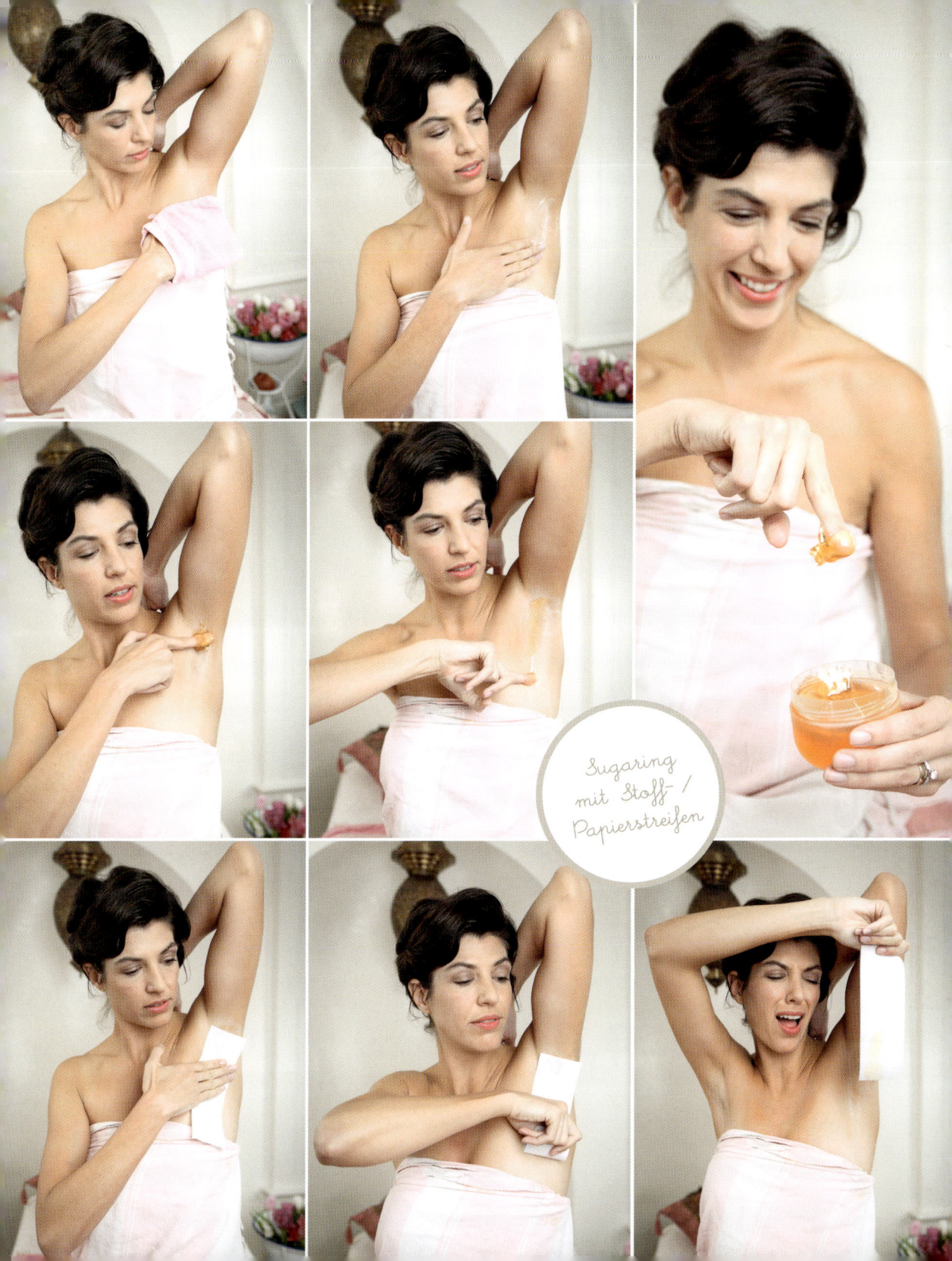

Sugaring mit Stoff- / Papierstreifen

GESICHT

Fürs Gesicht empfehle ich die Fadentechnik. Doch mit dem Zucker geht es auch ganz gut, sowohl mit Stoffstreifen als auch von Hand. Winzige Flächen werden gezuckert, gut spannen ist wichtig. Voilà.

Du siehst: Es ist immer dasselbe, einmal gelernt, kannst du das Sugaring an jeder von dir erreichbaren Körperstelle anwenden.

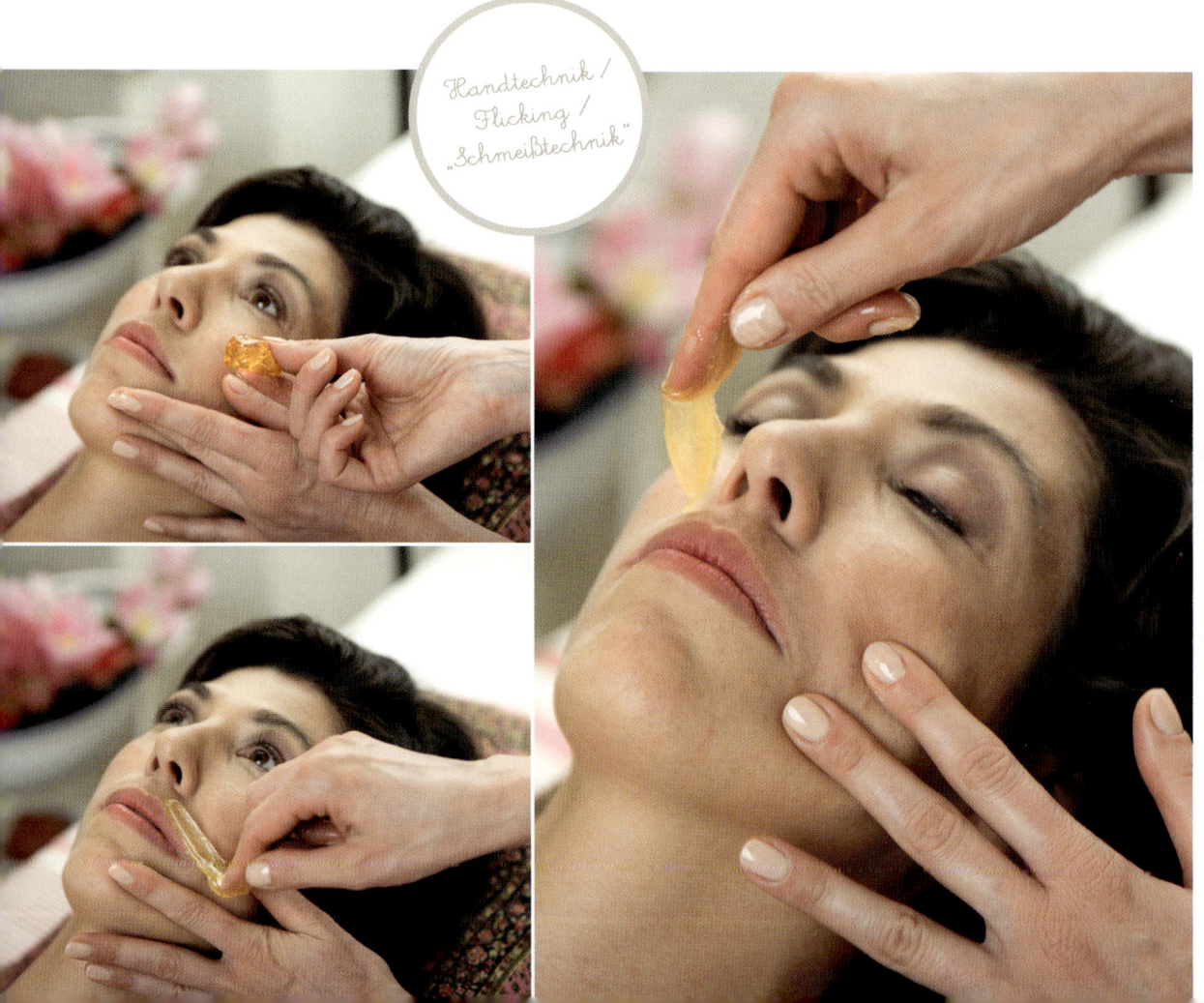

Handtechnik / Flicking / „Schmeißtechnik"

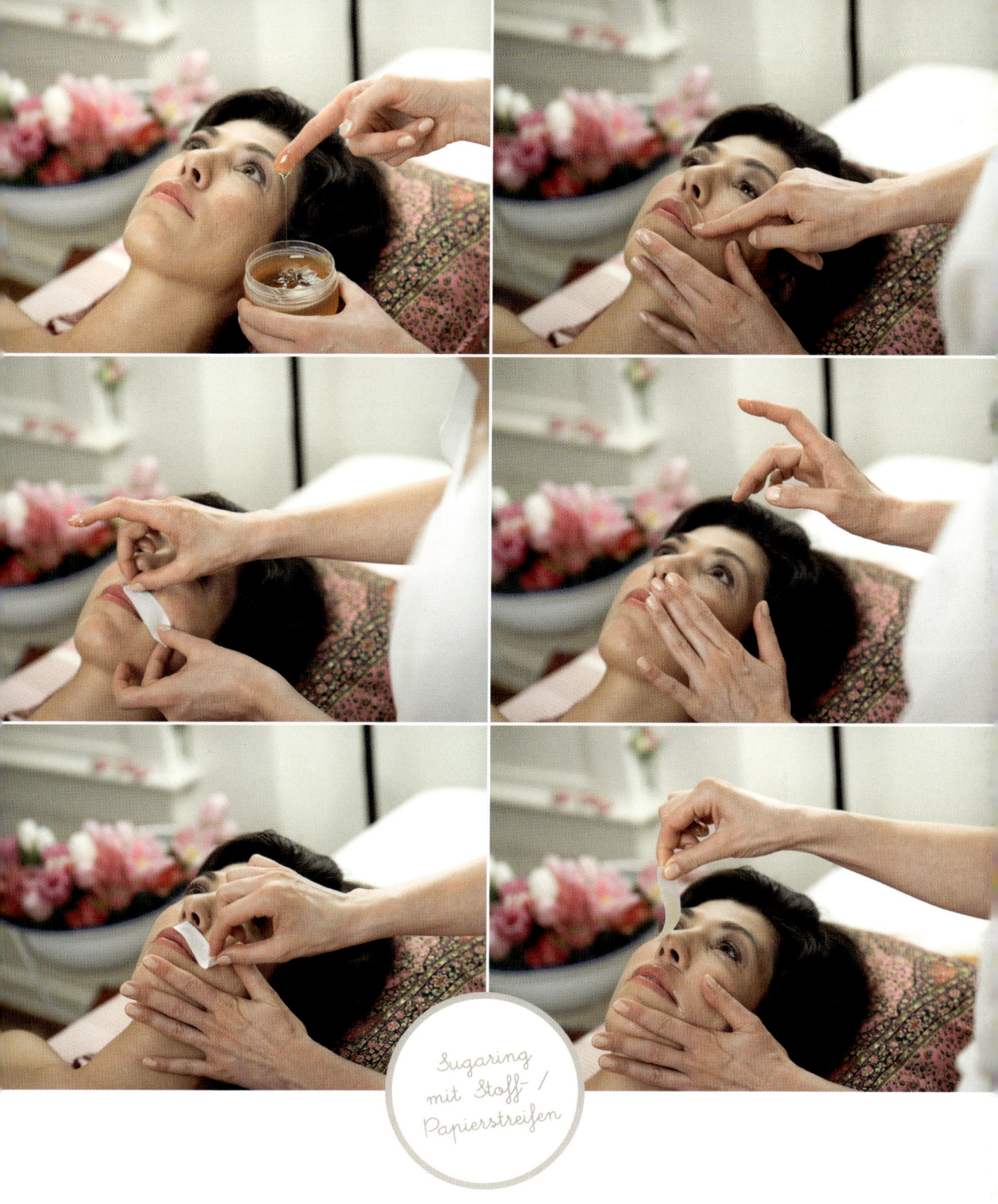

Sugaring
mit Stoff-/
Papierstreifen

133

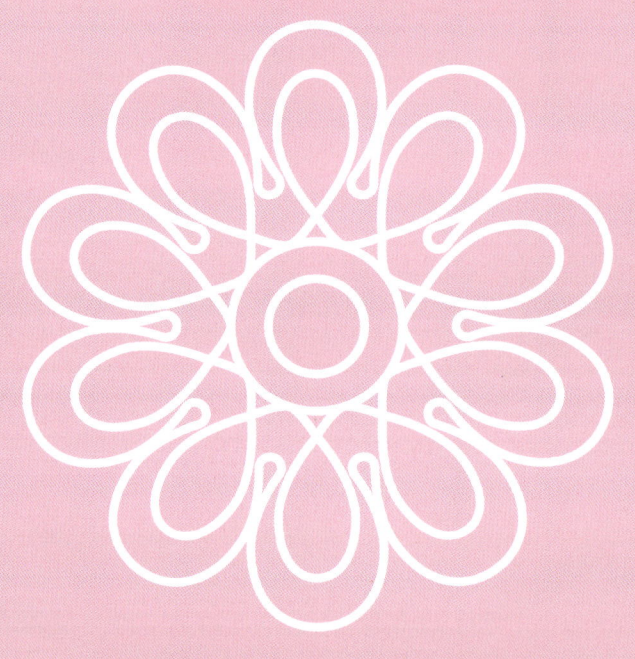

Während dem Sugaring

WÄHREND DEM SUGARING

Es gibt viele Möglichkeiten, dein Sugaring zu einem Wohlfühl-erlebnis werden zu lassen.

- Genieße es, dich wie eine orientalische Prinzessin verschönern zu lassen.
- Erfreue dich deiner Unabhängigkeit.
- Ausatmen beim Ziehen.
- Spannende Erlebnisse erzählen.
- Den für dich richtigen Zeitpunkt ermitteln.
- Hörbuch dazu einschalten.
- Lieblingsmusik auflegen.
- Freundinnen zu einer Zuckerparty einladen.

Für mich bedeutet Sugaring FREIHEIT!
Frei sein von Haaren!!!
Vor circa 8 Jahren sah ich im TeleZüri eine
Reportage über Sugaring in der Badi Enge.
Mich hat das sofort fasziniert, da ich es schon ein
paar Mal mit Wachs probiert habe und eine
totale Niete darin war. Überall klebte es und meine
Haare waren noch da. Zum Rasieren hatte ich
auch nicht immer Lust, da ich zu faul war!
Da kam Marianne genau richtig. Einfach dazuliegen
und sich enthaaren lassen. Es war super.
Zuerst war ich noch sehr scheu und habe
Marianne nur an den Beinen und Achseln rangelassen.
Nach ihren zuckersüßen Überredungskünsten
habe ich sie auch UNTEN werken lassen.
Es war so toll, so glatt … und meinem Freund,
jetzt Ehemann, gefiel es auch sehr, sehr gut.
So genau, so rein, so geschmeidig …
Und heute: OHNE Sugaring und meine
Marianne kann ich nicht mehr sein.
Für mich ist es bei ihr auch schön entspannend.
Während dem Zuckern führen wir gute,
mal ernste, mal lustige, mal heiße Gespräche.
Sie ist nebenbei auch meine Psychologin.
BACI …

Bella Italia, 40 Jahre, Kundenberaterin, Zürich, CH/IT

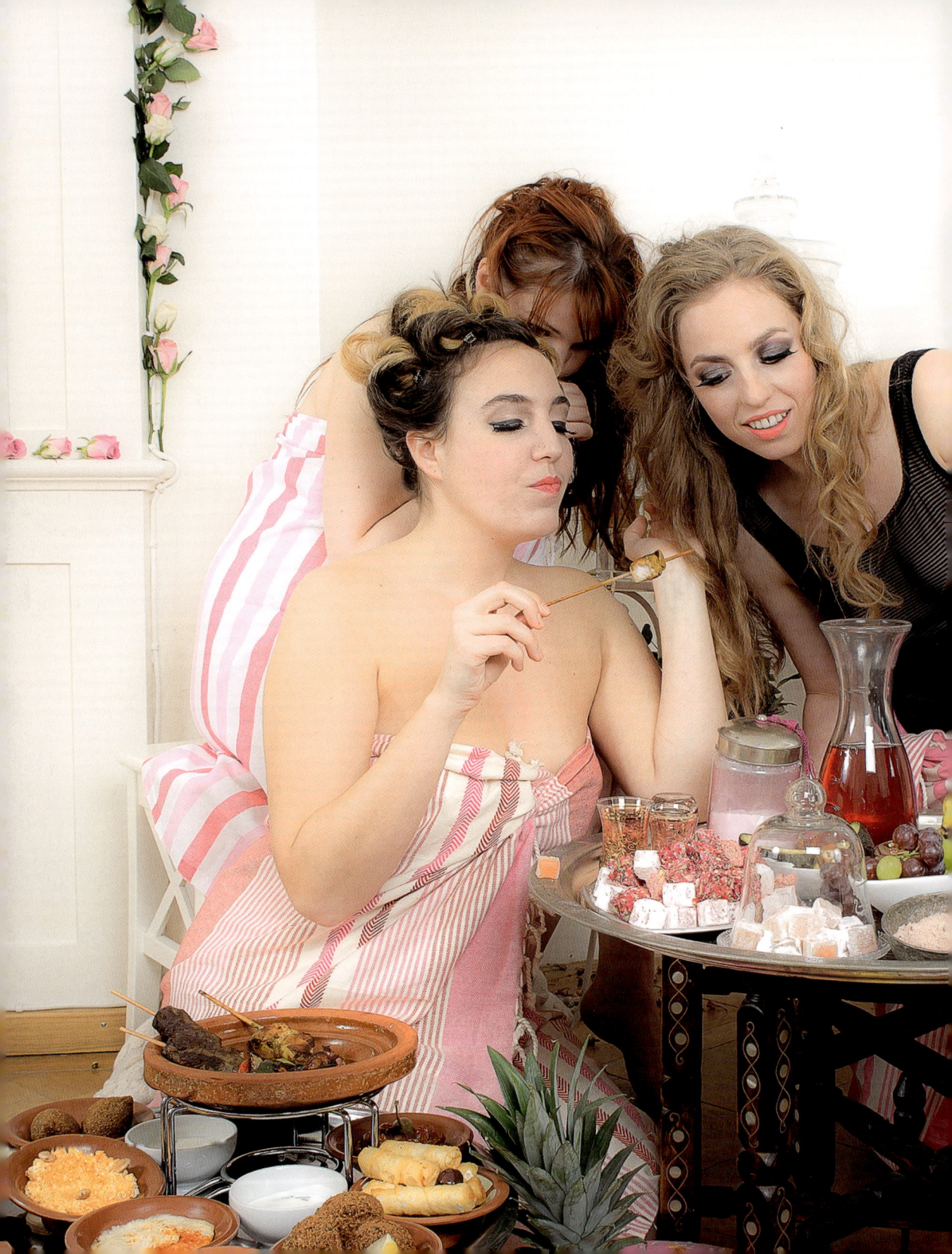

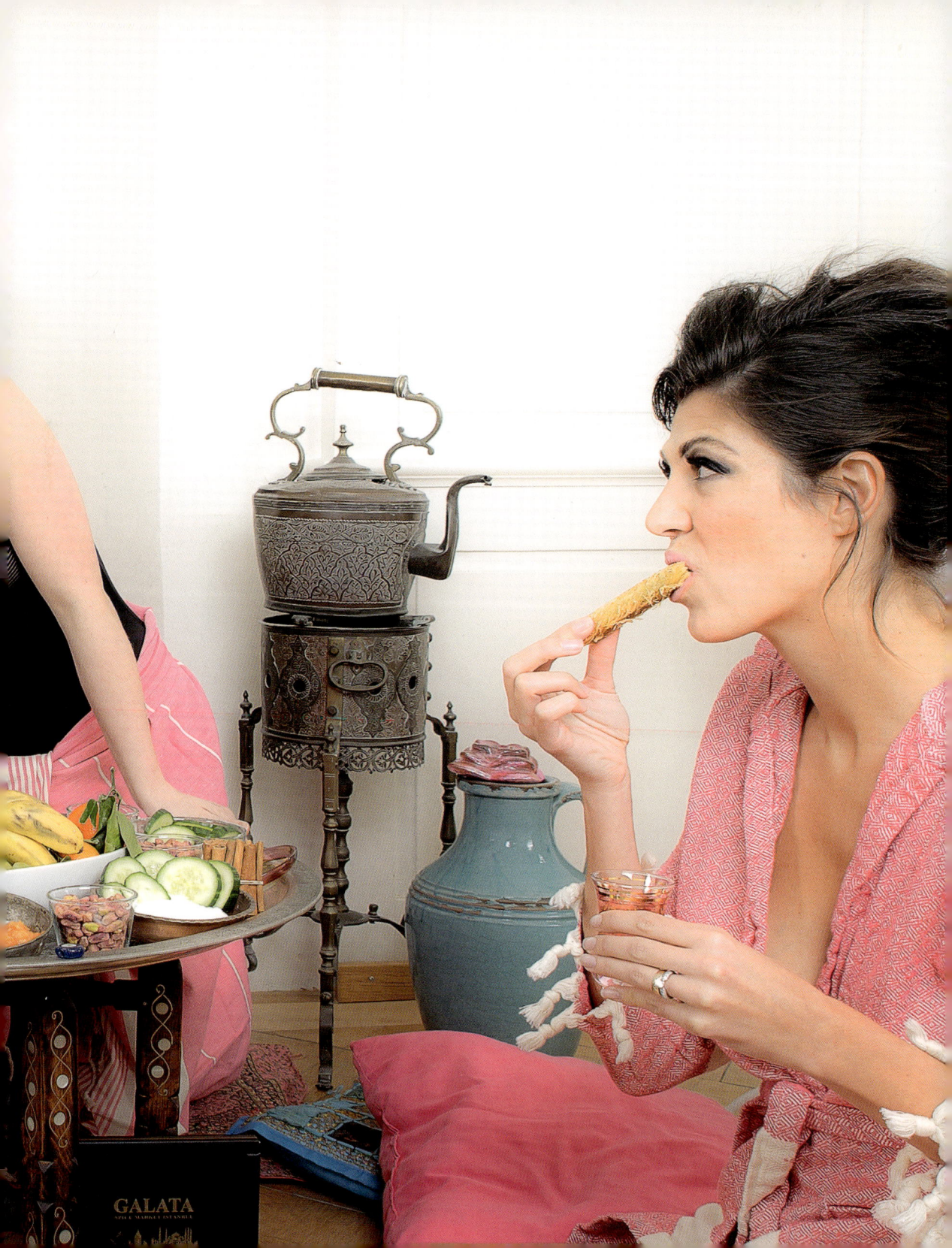

Nach dem Sugaring

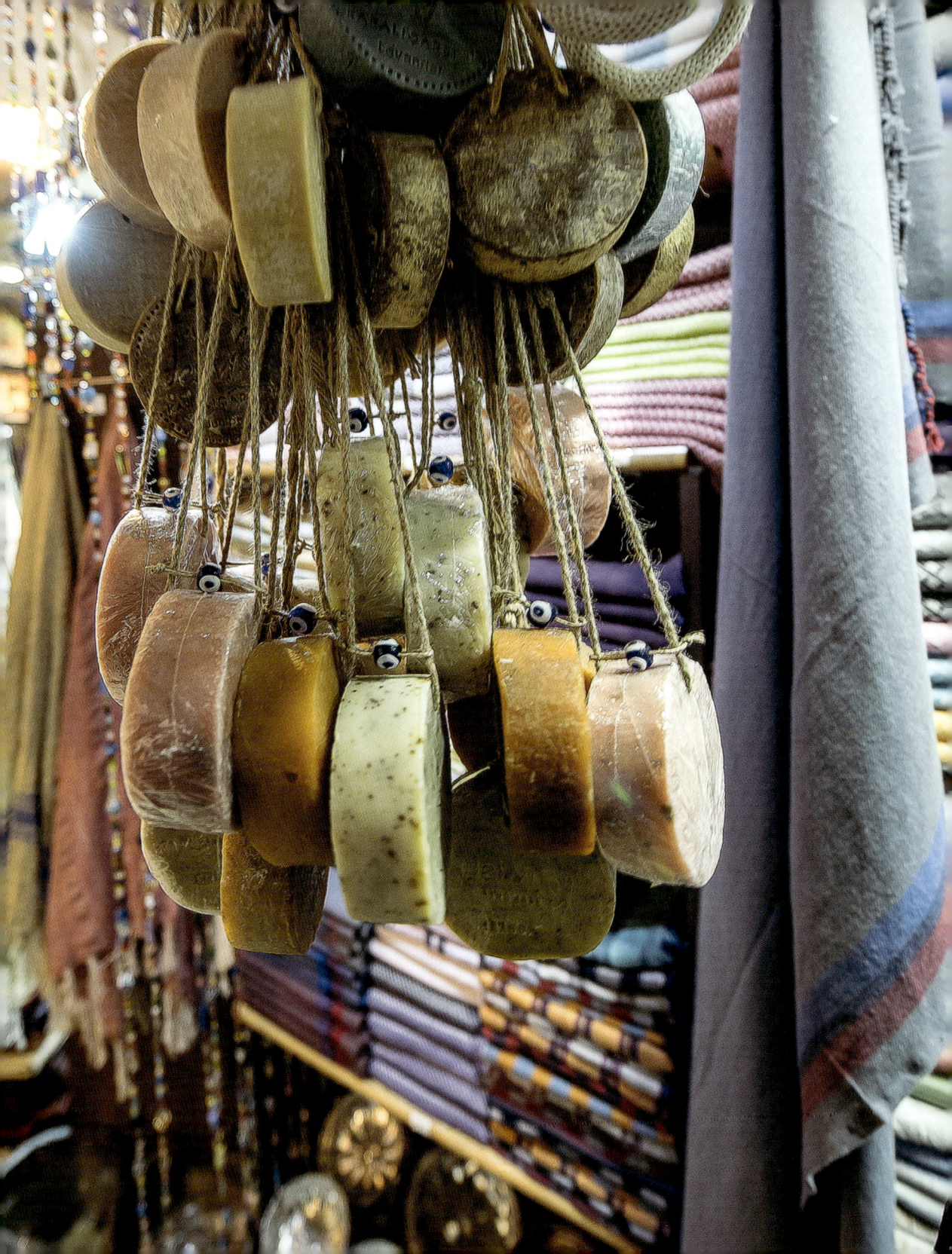

NACH DEM SUGARING

- Beruhige die Haut mit Aloe Vera oder einem Hydrolat, Rose und Hamamelis sind hier besonders geeignet.
- Besuche Sauna und Solarium vorsichtshalber erst nach 24 Stunden, die Haut kann noch etwas gereizt sein und soll sich erholen dürfen ohne zusätzliche Reizwirkungen.
- Genieße deine superzarte Haut wie aus 1001 Nacht ...
- Pflege deine Haut mit wirkungsvollen Pflanzenfetten oder anderer reiner Naturkosmetik, aber das weißt du ja schon.

HYDROLATE

Ein Hydrolat ist ein feines, reines Naturkosmetikum (kosméo von „ordnen, schmücken"). Diese Pflanzenwasser fallen bei der Wasserdampfdestillation von ätherischen Ölen an und ersetzen herkömmliche Gesichtstonics aufs Edelste.

Ergänzt durch ätherische Öle, duftet das Hydrolat länger und intensiver und das Wirkspektrum kann nach individuellem Wunsch erweitert werden.

An heißen Sommertagen ist ein Rosenhydrolat, im Kühlschrank gelagert, ein königlicher Ausgleich.

Wer es erfrischender mag, greift zu Minzenhydrolat oder dem belebenden Rosmarinwasser. Orangenblütenwasser wird in vielen orientalischen Ländern zur Begrüßung als reinigende Erfrischung für Hände und Gesicht gereicht.

Die Anwendungsgebiete sind so zahlreich wie die Vielfalt der Pflanzen.

In den leckeren Cornes de Gazelles (marokkanisches Mandel-teiggebäck, das zum süßen Minzetee gereicht wird) ist Orangen-blütenwasser eine wichtige Zutat und Rosenwasser wird im in-dischen Joghurtgetränk namens Lassi gerne getrunken.

Nach dem Sugaring ist ein Mischung aus Hamamelis- und Ro-senhydrolat eine wunderbare Pflege.

Hamamelis (*Hamamelis Viginiana*), auch Zaubernuss und Witch Hazel genannt, ist eine sehr geschätzte und oft verwendete, bei uns im Winter blühende Heilpflanze. Gerne eingesetzt wegen ih-rer adstringierenden, antioxidativen, antibakteriellen, entzün-dungshemmenden und desinfizierenden Wirkung.

Rose (*Rosa Damascena*) wirkt harmoni-sierend, beruhigend und ausgleichend und duftet lieblich. Wenngleich der Duft des Hydrolats schnell verfliegt, die Wirkung bleibt.

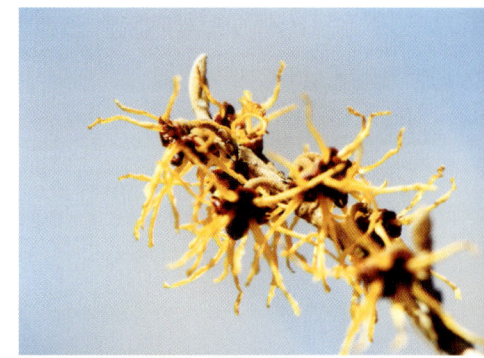

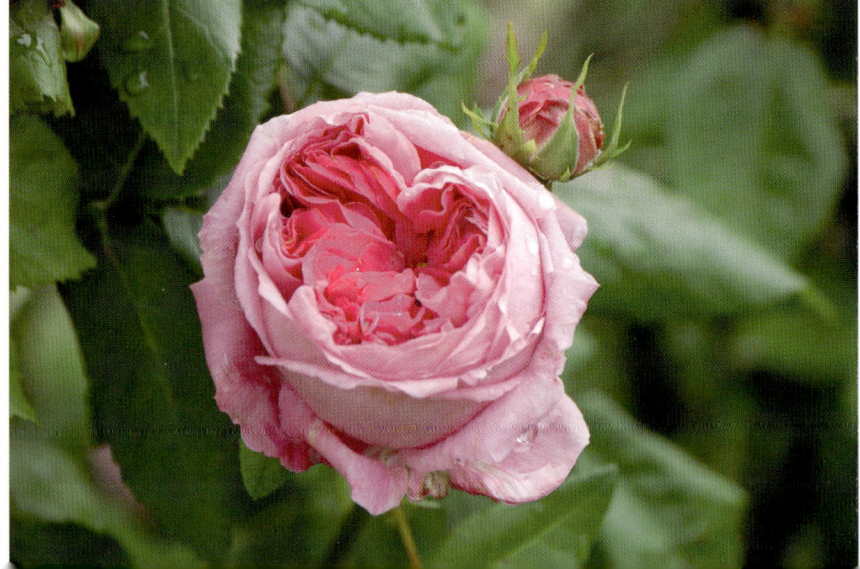

ZWEI WOCHEN NACH DEM SUGARING

Nach dem Sugaring ist vor dem Sugaring. Zeit für Hamam und orientalisches Peeling. Dein Stoffwechsel wird angeregt und entschlackt, du entspannst, massierst deinen Körper, die Haare wachsen durch eine gepeelte, zarte Haut besser raus. Gib dir orientalischen Lifestyle pur. Vielleicht gönnst du dir sogar eine Ganzkörperölmassage?

Jasmina

Sugaring? Und ein ewiges Übel wird zum Genuss. Mag an der natürlichen Zuckermasse liegen, der angenehmen Technik (übrigens die einzige, die meine Haut wirklich verträgt) oder der perfekten Anwendung meiner Sugaring-Lady. Die es für mich übrigens unnötig macht, darüber nachzudenken, es selber je tun zu wollen. Auf alle Fälle geht der Genuss über die Behandlung hinaus, weil Irritation und Stoppeln der Vergangenheit angehören.

Jasmina, 45-jährige Kommunikationsleiterin aus Zürich, die sich so gerne zuckern lässt.

Nachwort
& Quellen

NACHWORT

Schönheit und Gesundheit sind eins und Zucker ist besser auf der Haut als im Körper. Sugaring ist weit mehr als eine bloße Epilationsmethode. Es ist ein sinnlicher Zyklus im Namen der Lebenspflege. Eben wahre Kosmetik.

Es war mir eine große Ehre, dich in meine Zuckerwelt eingeführt zu haben. Vielleicht der erste Schritt einer neuen Reise ...

Herzlich & süß
Marianne

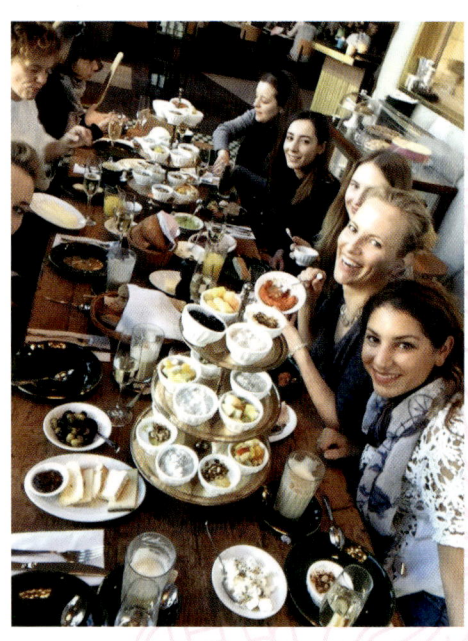

QUELLENANGABEN UND EMPFEHLUNG ZUM WEITERLESEN

Naturkosmetik

Hydrolate, Sanfte Heilkräfte aus Pflanzenwasser, Ingrid Kleindienst-John, Freya Verlag, 2012, Linz

Himmlische Düfte, Aromatherapie, Anwendung wohlriechender Pflanzenessenzen und ihre Wirkung auf Körper und Seele, Susanne Fischer-Rizzi, Heinrich Hugendubel Verlag, 1989, München

Grüne Kosmetik, Pflege, die mir schmeckt, Gabriela Nedoma, Freya Verlag, 2014, Linz

Naturkosmetik für jeden, Natürliche Hautpflegemittel selbst gemacht, Bewährte Rezepte und praktischer Rat, Linda Waniorek, Gräfe und Unzer, 1986 München

Naturkosmetik selber machen, Das Handbuch, Heike Käser, Freya Verlag, 2012, Linz

Naturseife, das reine Vergnügen, Die Herstellung feiner Pflanzenseifen in der eigenen Küche, Claudia Kasper, Freya Verlag, 2012, Linz

The Green Beauty Guide, Your Essential Resource to Organic and Natural Skin Care, Hair Care, Makeup, and Fragrances, Julie Gabriel, Health Communications, 2008, Florida

Das Ayurveda Schönheitsbuch, Das indische Heilwissen über die Schönheit von innen für Frauen und Männer, Dr. Vinod Verma, Nymphenburger Verlag, 2003, München

Heilende Öle, Pflanzenöle als Nahrungs- und Heilmittel, Neue Erkenntnisse, Günter Albert Ulmer, Günter Albert Ulmer Verlag, 2001, Tuningen

Die Ölzieh-Kur, Einfach und wirksam entgiften, Birgit Frohn, Mankau Verlag, 2012, Murnau a. Staffelsee

Kosmetik-Inhaltsstoffe von A bis Z, Helene Knieriemen-Suter, Heinz Knieriemen, AT Verlag, 2014, Baden und München

Giftcocktail Körperpflege: Der schleichende Tod aus dem Badezimmer, Marion Schimmelpfennig, J.K.Fischer-Verlag, 2013, Birstein-Lichenroth

Die Wahrheit über Kosmetik, Der kritische Wegweiser durch den Kosmetik-Dschungel, Rita Stiens, RS-Media, 2013, Ankum

No Bull Beauty: Cutting Through The Crap, Lynn Gibbs, CreateSpace Independent Publishing Platform, 2013

Frauen

Mond. Tanz. Magie., Luisa Francia, Verlag Frauenoffensive, 1986, München

Der Weg der Kaiserin, Wie Frauen die alten chinesischen Geheimnisse weiblicher Lust und Macht für sich entdecken, Ulja Krautwald, Christine Li, Scherz Verlag, 2000, Bern, München, Wien

Schöne Frauen, Von Haut und Haaren, Samt und Seife – die gepflegte Frau in der Kunst, Karin Sagner, Elisabeth Sandmann Verlag, 2011, München, Insel Taschenbuch Verlag, 2015, Berlin

Der Ruf der Großmutter oder die Lehre des wilden Bauches, Rosina-Fawzia Al-Rawi, Promedia Druck und Verlagsgesellschaft m.b.H, 1996, Wien

Ratgeber – Was Frauen wollen. Schön und gesund ein Leben lang, Ute Jentschura, Christina Frevert, Verlag Peter Jentschura, Münster

Ayurveda-Handbuch für Frauen, Typgerecht essen, Naturkosmetik, Rundum wohlfühlen, Petra Müller-Jani und Joachim Skibbe, pala verlag, 2002, Darmstadt

Das Ayurveda-Praxis-Buch für Frauen, Gesund, schön und sinnlich, Kerstin Rosenberg, AT Verlag, 2004, Baden und München, Originalausgabe Verlag Hermann Bauer, 2000, Freiburg i. B.

Frauenkörper, Frauenweisheit, Wie Frauen ihre ursprüngliche Fähigkeit zur Selbstheilung wiederentdecken können, Dr. med. Christiane Northrup, Willhelm Goldmann Verlag, 2010, München

Geschichten

Erotische Geschichten aus 1001 Nacht, aus dem arabischen Urtext von Felix Tauer, Insel Verlag, 1966, Frankfurt am Main

Erzähler der Nacht, Rafik Schami, dtv, 1994, München

Die acht Frauen des Großvaters, Salim Alafenisch, Jubiläumsausgabe, Unionsverlag, 2015, Zürich

Die Nacht der Unschuld, Tahar Ben Jelloun, BvT, 2011, Berlin, Originalausgabe, La nuit sacrée, 1987, Editions du Seuil

Aphrodite, Eine Feier der Sinne, Isabel Allende, Suhrkamp Verlag, 1999, Frankfurt am Main

Das Buch der Liebenden, Die schönsten erotischen Volksmärchen aus aller Welt, Henri Gougaud, aus dem Französischen von Antoinette Gittinger und Michael Farin, Edition du Seuil, 1996, Sanssouci Verlag, 1997, Zürich

Die Vagina-Monologe, Eve Ensler, Edition Nautilus, Verlag Lutz Schulenburg, 1999, Hamburg

Musenküsse, Mason Currey, Kein & Aber AG, 2014, Zürich–Berlin, Originalausgabe Daily Rituals. How Artists Work, Alfred A. Knopf New York–Toronto, 2013

Hamam

The Last Hammams of Cairo: A Disappearing Bathhouse Culture, Pascal Meunier, May Telmissany, Eve Gandossi, American University in Cairo Press, 2009

Wirkungen

Chinesische Diätetik, Grundlagen und praktische Anwendung, Elsevier Urban & Fischer, Ute Engelhardt, Carl-Hermann Hempen, München, 1997

Praxisbuch Nahrungsmittel und Chinesische Medizin, Wirkungsbeschreibung und Indikationen der im Westen gebräuchlichen Lebensmittel, Bacopa Verlag, Ulrike von Blarer Zalokar, Barbara Fendrich, Karin Haas, Petra Kamb, Eve Rüegg, Herausgeberin: Schweizerische Berufsorganisation für Traditionelle Chinesische Medizin, 2009, Schiedlberg

Zucker

Das große Buch der Desserts. Süße Nachspeisen aus aller Welt und die Geheimnisse der tropischen Früchte, Christian Teubner, Sybil Gräfin Schönfeldt. Teubner Edition, 1981, Füssen

Haare

Hauptsache Haar, Das Haar im Spiegel von Medizin und Psychologie, Ralph M. Trüeb, Doris Lier, Rüffer&Rub Sachbuchverlag, 2002, Zürich

Sugaring im Film

Caramel / Sukkar banat, Nadine Labaki, 2007, Libanon, Frankreich

Links & Apps zu Inhaltsstoffen

www.kosmetikanalyse.com

www.naturalbeauty.de/nc/fakten/inhaltsstoffe-von-a-z/

Codecheck

ToxFox

Bezugsquellen

www.farfalla.ch, Öle, Hydrolate

www.veda.ch, Ayurvedische Kosmetik

dendavari@hotmail.com, Frischkosmetik auf Bestellung

www.biomazing.ch, Naturkosmetik Webshop

www.prettyandpure.ch, Naturkosmetik Treatments und Produkte

www.salbenmanufaktur.ch, Basische Kosmetik

www.sibler.com, Zuckerthermometer

Hamamadressen in Zürich

Hammam Basar, Mühlebachstrasse 157–159, 8008 Zürich, hammambasar.ch

Stadtbad Zürich, Stauffacherstrasse 60, 8004 Zürich, stadtbadzuerich.ch

Fitnesspark Hamam Münstergasse, Blaufahnenstrasse 3, 8001 Zürich, fitnesspark.ch/hamam-muenstergasse

asia spa GmbH, Kalandergasse 1, 8045 Zürich, asia-spa.com

Zuckerpaste kaufen

Türkische Lebensmittelläden, nach Ağda der Marken Camsakizi oder Sesu fragen

auf Etsy, Ebay und Amazon diverse Anbieter, die ausprobiert werden wollen

... und natürlich bei OrientalSugaring

FRAGEN UND ANREGUNGEN GERNE AN:

OrientalSugaring
Marianne Weiss
Niederdorfstrasse 41
8001 Zürich
welcome@orientalsugaring.ch

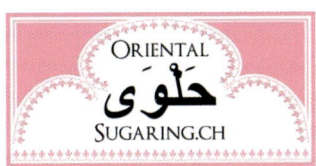

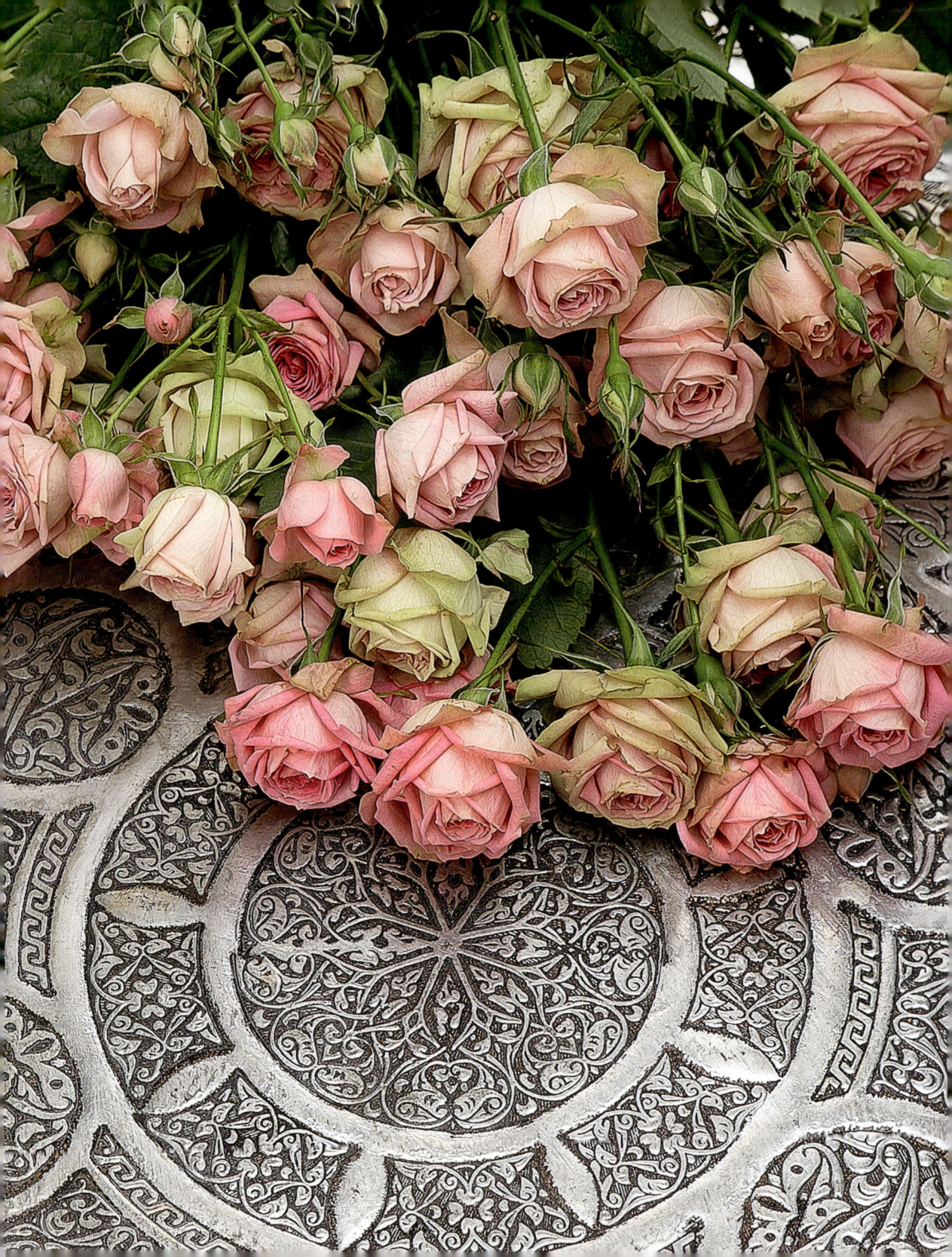

Danke

Aaron, Adam, Adina, Adluni, Adrian, Adriana, Aga, Agnes, Alain, Alessa, Alessandra, Alessia, Alex, Alexa, Alexander, Alexandra, Alfi, Alfia, Alice, Aline, Almavera, Amanda, Ambrosius, Amir, Amparo, Amy, Ana, Anastasia, Andi, André, Andrea, Andreas, Andrée, Andriana, Angel, Angela, Angelika, Anica, Anike, Anine, Anish, Anita, Anja, Anna, Anne, Anne-Catherine, Annelies, Annika, Annina, Anouk, Anthea, Antje, Antoinette, Antonella, Antonio, Ari, Ariane, Ariel, Arlene, Arlette, Armanda, Armando, Arta, Asha, Asla, Aslan, Asli, Asreeda, Aude, Bahjat, Barbara, Bärbel, Bart, Basera, Bea, Beat, Beata, Beate, Beatrice, Béatrice, Beatriz, Begona, Bele, Belen, Belinda, Ben, Beni, Benita, Benjamin, Berit, Bernhard, Bettina, Bhakti, Bianca, Biljana, Bill, Birgit, Björn, Bojana, Brigitta, Brigitte, Brit, Bruno, Bryan, Burçak, Camilla, Candan, Carla, Carlo, Carlos, Carlotta, Carmen, Carol, Carola, Carole, Carolina, Caroline, Catalina, Catta, Catherine, Catja, Catrin, Catta, Cecilia, Celli, Cello, Cem, Ces, Cetin, Chantal, Charlotte, Charly, Chiara, Chris, Christian, Christin, Christina, Christine, Christof, Christoph, Cirille, Claire, Clarissa, Claude, Claudia, Claudine, Claudio, Cloé, Corina, Corine, Corinna, Corinne, Cornelia, Cristina, Dagmar, Daisy, Dalibor, Daly, Dani, Dania, Daniel, Daniela, Danielle, Danijela, Danusha, Daria, Darina, Dario, Darja, Darko, Dayana, Debora, Deborah, Dejan, Delia, Denise, Derya, Deser, Désirée, Dhyan, Diana, Didier, Dimitra, Dimitri, Din, Dirk, Dominic, Dominik, Dominique, Domino, Doris, Dorothea, Dragan, Dunja, Dusan, Edelbert, Edina, Edo, Elda, Elena, Eleni, Eli, Elia, Eliane, Elisa, Elisabeth, Elise, Eliza, Elke, Elsbeth, Emanuel, Emil, Emira, Emma, Erencemil, Eric, Erika, Ernst, Erol, Esther, Etienne, Ev, Eva, Eveline, Evelyn, Evelyne, Evi, Evrim, Ewa, Fabian, Fabienne, Fabio, Fanny, Fatma, Felicia, Felicitas, Ferdi,

Fikret, Filippa, Filloreta, Filomena, Flavia, Flavio, Flawia, Florence, Florian, Florinda, Flurina, Francesca, Francesco, Franco, Frank, Franziska, Frédérick, Friedrich, Gabor, Gabriela, Gabriele, Gabriella, Gandheri, Gaudenz, Gazale, Geiss, Georg, George, Geraldine, Gerda, Gerlinde, German, Gianluca, Gina, Giorgina, Gisela, Giusi, Glenda, Godi, Gottfried, Graham, Gregor, Grosi, Guido, Gülcan, Gülsen, Gwen, Gweneth, Hanin, Hans, Hansheiri, Hanspeter, Hansruedi, Harry, Hedi, Heidi, Heike, Heinz, Helene, Helga, Henke, Heribert, Ibo, Igor, Ildiko, Ilija, Ina, Ilse, Ines, Inge, Inken, Insa, Treen, Irena, Irene, Iris, Isabel, Isabelle, Ivan, Ivana, Jack, Jacqueline, Jacquiline, Jakob, Jack, Jamila, Jan, Janina, Janine, Jannick, Jasmin, Jasmine, Jasna, Jason, Jawad, Jeanina, Jeanne, Jeannette, Jeannette, Jennifer, Jenny, Jens, Jérome, Jimi, Jimmy, Joachim, Joana, Joëlle, Joerg, Johanna, Johannes, Jolanda, Jonas, Jonathan, Jörg, Joris, Joschka, Joseph, Josi, Jota, Jrene, Jsabell, Judith, Jula, Julia, Juliana, Juliane, Julius, Jules, Jürg, Jutta, Kadir, Kamal, Karen, Karhan, Karin, Karine, Karl, Karl-Heinz, Karla, Karlet, Karo, Katarina, Katharina, Kathrin, Kathy, Kati, Katja, Katrin, Kelly, Kerstin, Kevin, Kim, Kimiko, Kirstin, Kitty, Klaus, Koni, Kristina, Kristyna, Kurt, Laetitia, Lara, Lariisa, Larissa, Lars, Laura, Laurence, Lawrence, Lea, Leah, Leila, Lejla, Lelo, Lena, Lennie, Leon, Leoni, Leonie, Leyla, Lia, Lidija, Lili, Liliane, Lilly, Limor, Linda, Lindita, Lisa, Lisanne, Lisbeth, Liz, Ljiljana, Lolita, Lore, Loredana, Lorena, Lorenz, Lorenza, Lotta, Louise, Luana, Luca, Lucia, Luciano, Lucie, Luisa, Luise, Lukas, Luky, Lupin, Luzjus, Lydia, Lyn, Lynn, Madeleine, Magalie, Maggie, Mahmoud, Maitreyi, Maja, Mäke, Mallence, Manlio, Manon, Manuel, Manuela, Marc, Marcel, Marco, Marco-Antonio, Mareen, Margit, Margrit, Mari, Maria, Mariam, Mariann, Marianne, Marie-Michelle, Mariell, Marielle, Marija, Marijan, Marin, Marina, Mario, Marion, Marisa, Marita, Marius, Mark, Markéta, Markus, Marleen, Marlen, Marlies, Marta, Martin, Martina, Maryellen, Marzia, Marzio, Masha, Mathias, Matteo, Matthias, Maureen, Melanie, Melina, Mercedes, Meret, Merethe, Micaela, Michael, Michaela, Michail, Michèle, Michelle, Mike,

Milan, Milena, Milo, Miranda, Mireille, Miriam, Mirjam, Mirka, Mirko, Mitra, Moana Luna, Monica, Monika, Monisha, Moritz, Mostafa, Muriel, Mustafa, Myrtha, Myrto, Nadia, Nadine, Nadja, Naomi, Natalie, Nataly, Natanja, Natascha, Natasha, Nathalie, Nelia, Nelly, Neufelds, Nico, Nicola, Nicolas, Nicole, Nihada, Niko, Nils, Nina, Nino, Nirmala, Noëlle, Noémie, Nora, Norma, Nouri, Nura, Nurcan, Nuria, Oangzin, Olga, Oliver, Olivia, Onur, Orhan, Oriana, OrientalSugaring, Oskar, Osvaldo, Pablo, Palma, Pamela, Paola, Pascal, Pascale, Päsche, Patricia, Patrick, Patrizia, Paul, Pedro, Peppina, Peter, Petra, Philipp, Philippe, Pia, Pierre, Pino, Pius, Prisca, Pirista, Raaji, Rachel, Raffi, Raheem, Rahel, Rainer, Ralph, Ramon, Ranji, Rashida, Reana, Rebecca, Rebekka, Regina, Regula, Reinhard, Remo, Renata, Renate, Renato, René, Renée, Renwen, Reto, Riad, Ricarda, Riccardo, Richi, Rico, Rina, Rinas, Rita, Rob, Robert, Roberto, Robi, Rock, Roger, Roland, Rolf, Roman, Romano, Romeo, Romina, Roni, Ronia, Ronnie, Ronny, Roopesh, Ros, Rosa, Rose-Marie, Rosvita, Roxeanne, Ruth, Saba, Sabina, Sabine, Sabrina, Sacha, Said, Salvatore, Sam, Samantha, Sami, Samit, Samuel, Sanchika, Sandra, Sandro, Sanja, Sara, Sarah, Saranda, Sascha, Saskia, Satu, Scarlet, Sebastiano, Seebad Enge, Selina, Serafina, Seraina, Sergei, Severine, Sharon, Sheila, Sheril, Sibel, Sibylle, Sidhamo, Siegrid, Sigi, Sigrid, Sihana, Sile, Silke, Silvana, Silvia, Sima, Simon, Simona, Simone, Sina, Sinéad, Sissy, Smiljana, Sodoen, Sohel, Sonia, Sonja, Sonya, Sophie, Stefan, Stefanie, Stefano, Stephan, Stephanie, Stephen, Su, Sunita, Susan, Susana, Susanne, Susi, Sven, Svenja, Svetlana, Tabea, Tamara, Tancredi, Tanja, Tanya, Tatjana, Tendon, Tenzin, Teresa, Tezcan, Thea, Theresa, Thomas, Tijani, Tim, Timo, Tina, Tiziana, Tiziano, Tobi, Tobias, Tom, ToniAnne, Twen, Ufuk, Ulf, Ulja, Ulrich, Ulrike, Urs, Ursula, Uschi, Uygar, Valentina, Valentino, Valeria, Valerie, Valerio, Vanessa, Varsy, Veit, Vera, Verena, Vero, Veronica, Victoria, Vidya, Viktor, Violetta, Virginia, Vito, Viviane, Wakil, Walter, Weffe, Wilfried, Willi, Willy, Wolfgang, Xhezaire, Yeisa Nina, Yolanda, York, Youssef, Yrene, Yves, Yvonne, Zaklina, Zehra, Zeynep, Zigi ...

Meine Sugaring-Notizen:

Platz für deine süßen Erfahrungen.

....

....

....

....

....

....

....

....

....

....

....

....

....

....

....

....

....

....

....

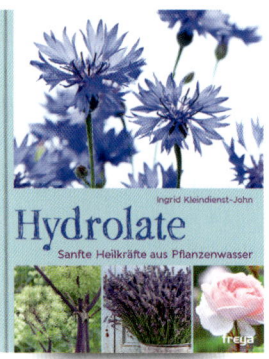

Ingrid Kleindienst-John

Hydrolate
Sanfte Heilkräfte aus Pflanzenwasser

Hydrolate sind Nebenstoffe, die bei der Destillation ätherischer Öle entstehen. Es handelt sich bei den Pflanzenwässern um hochwirksame Produkte. Die wasserlöslichen Inhaltsstoffe der Pflanze sind darin gelöst. Damit können Hydrolate die Heilwirkung der korrespondierenden ätherischen Öle sogar übertreffen. Neben der naturheilkundlichen Verwendung finden sich Hydrolate häufig in Kosmetika und sind besonders in der Aromatherapie beliebt.

ISBN 978-3-99025-053-2

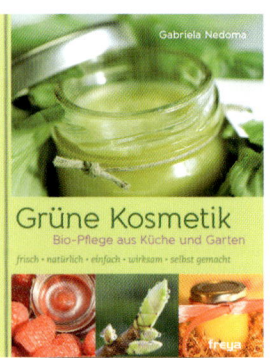

Gabriela Nedoma

Grüne Kosmetik
Bio-Pflege aus Küche und Garten

Meine Haut liebt grün. Grüne Kosmetik zeigt biologische Alternativen zu Deos mit Aluminium, Hautcremes mit PEGs und an Tieren getesteten Produkten. Die Shampoos wachsen auf den Bäumen, die Zahnpasta blüht auf der Wiese und der Sonnenschutz sprießt im Garten. Alles ist 100 % naturbelassen, schnell gezaubert und so rein, dass es gekostet werden kann. Eine gesunde Frischzellenkur aus der Natur – wie ein Biss in einen frischen Apfel!

ISBN 978-3-99025-094-5

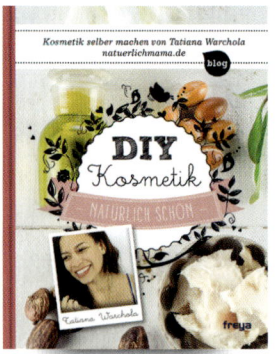

Tatiana Warchola

DIY Kosmetik
Natürlich schön

Natürlich und frei von giftigen Substanzen – so soll dekorative, pflegende Kosmetik sein. Mikroplastik in Kosmetika? Nein danke! Tatiana Warchola zeigt, wohin ihre Wow- und Aha-Momente geführt haben – zu selbst gemachten Cremes, Lippenstift, Lidschatten & Co. Jedes Rezept hat in ihrem Blog riesigen Zuspruch, ist im Nu herzustellen und hat beste Bewertungen. Jung, schön und gesund sein und bleiben? Einfach dem DIY-Weg folgen.

ISBN 978-3-99025-190-4

 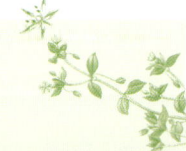